歯並び・かみ合わせはたった5か月でこんなに変わる!

歯科医師
八木宏幸

素敵な笑顔が手に入る最先端のマウスピース型矯正治療 インビザラインgo

現代書林

はじめに

あなたはご自分の歯並びに自信がありますか？

歯の矯正をしたいと考えたことはありませんか？

矯正歯科治療の先進国であるアメリカなど欧米の国々に比べ、日本はこれまで歯並びの矯正については後進国と言われてきました。

美しい歯並びに憧れてはいても、矯正治療にはなんとなく二の足を踏む人が多かったのです。

その理由としては、「歯の矯正は怖い」「年数がかかる」「費用が高い」などさまざまなものがありました。

しかし近年、日本人の歯並びに対する意識や関心は高まってきています。

歯並びはその人の第一印象を大きく左右します。

そのため、就職試験やビジネスの場などでも、口元の印象は身だしなみの一つとして重視されるようになってきました。

なによりも、魅力的な笑顔は最大のコミュニケーション・ツールであり、生きていく上での幸せに直結します。

自分の歯並びに自信が持てない人は、誰しも「人前で歯を見せて思いきり笑いたい」という願望を持っていると思います。

そうした理由から、最近では矯正歯科治療を受ける人や子どもの歯列矯正に積極的な親御さんも少しずつ増えてきています。

私は現在、沖縄県の北谷町というところで「北谷歯科クリニック」を開業しています。

かつては東京都内で歯科クリニックを営んでいましたが、さまざまな経緯があり、2016年に沖縄の地でクリニックを開院することになりました。

「自分の家族が受けたいと思える治療をすること」をモットーに歯科治療を行っており、北谷町はもちろん、沖縄本島全土から多くの患者さんが来院しています。

当クリニックは総合歯科医院であり、一般歯科や予防歯科、入れ歯、インプラントまで対応していますが、とくに積極的に取り組んでいるのが矯正歯科治療、審美歯科治療です。

矯正歯科治療も審美歯科治療も、どちらも歯や口元の美しさに焦点を当てた歯科治療ですが、その方法は異なります。

矯正歯科治療は、「力を加えると歯は少しずつ動く」という性質を利用し、良くないかみ合わせや歯並びを矯正装置によって時間をかけて段階的に矯正していく治療です。

一方の審美歯科治療は、歯を削って人工物をかぶせるといった方法で短期的に見た目を良くする方法です。

さて、矯正歯科治療と聞いて、あなたは何をイメージしますか？

おそらく、真っ先に思い浮かべるのは、歯に取り付けられた金属のワイヤーではないでしょうか。

「歯並びをきれいにしたいけれど、あの銀色の矯正装置の見た目が恥ずかしい」と抵抗感を持っている人は少なくありません。

ワイヤー矯正（マルチブラケット法）は矯正歯科治療のなかでは最も古くからあるポピュラーな方法で、未だに多くの人がこの方法で矯正治療を受けています。

しかし、いまは矯正治療にもさまざまな種類があり、矯正装置の目立たない、他人からは装置が見えない治療法もあります。

そうした〝見えない矯正治療〟のなかでも最も新しい技術が「マウスピース矯正」です。

マウスピース矯正というのは、透明な医療用プラスチック製のマウスピースを口のなかに装着して歯列を矯正する方法です。装着していても周囲から気づかれることはほとんどありません。

食事や歯磨きのときには自分で取り外しできることも大きな特徴です。

こうした歯列矯正用のマウスピースは欧米ではアライナーと呼ばれ、この装置を使った矯正方法をアライナー矯正とも言います。

アライナー矯正にもいくつかの種類がありますが、当クリニックで行っているのは「インビザライン・システム」による治療です。

インビザラインはアメリカ・カリフォルニア州サンノゼを本拠とするアライン・テクノロジー社が開発し、1999年からアメリカで始まった、最新の歯科学に基づいた従来とは全く異なる矯正治療法です。

誰にも気づかれずに治療できるだけでなく、最先端の3Dコンピュータ・シミュレーション技術により、治療開始から終了時まで歯がどのように移動していくのかを画像や動画で事前に確認できるというメリットもあります。

また、インビザライン以外のマウスピース矯正は、2週間~1か月ごとに通院し、そのつど歯型を採って、新しいマウスピースを作らなければなりません。

しかし、インビザラインは、パソコンで1～2週間ごとの歯の状態を再現した3Dモデルをもとにマウスピースを一度に製造し、少しずつ形状を変化させた複数のマウスピースを順番に交換していきます。治療が順調に進んでいれば、患者はほとんど通院する必要がありません。

インビザラインはすでに世界100か国以上、900万人以上（2020年10月現在）の患者さんが治療を受け、96％が「治療結果に満足している」と答えている最先端の治療です。


そして現在、私が最も力を入れているアライナー矯正は、同じアライン・テクノロジー社が開発した、インビザラインの進化形とも言える「インビザラインgoシステム」という治療方法です。

歯科矯正をためらう理由の一つに、「年数がかかる」ということもあると思います。

この不安をも解消したのがインビザラインｇｏです。

インビザラインｇｏの最大のアドバンテージは「治療が2～5か月で終わる」という点です。

これこそがインビザラインの進化形と私が考える理由です。まさに、患者さんにとって最も負担の少ない矯正歯科治療だと言えるでしょう。

もちろん、目立たない透明のマウスピースやコンピュータ・シミュレーション技術を用いることによるメリットはインビザラインと同様です。

アメリカではすでに３００万人、全世界で９００万人の患者さんがインビザラインｇｏによる矯正治療を受けています。

日本でもすでにインビザライン、インビザラインｇｏによって、多くの患者さんが美しい歯並びを手に入れ、コンプレックスから解放されて明るい笑顔を取り戻しています。

本書を通して、この画期的なマウスピース矯正についてぜひ多くの人に知っていただき、最新の矯正歯科治療について理解してほしいと思います。

2021年1月

北谷歯科クリニック院長　八木宏幸

目次

第2章

歯並びとかみ合わせを治す矯正歯科治療

第3章

最新の矯正歯科治療「インビザラインgo」

付　章

インビザラインgoの症例

第1章

歯を矯正すると幸せになれるこれだけの理由

歯並びや笑顔にコンプレックスを感じる人が増えてきた

前述したように、日本人の歯並びに対する意識は近年高まってきているようです。

日本臨床矯正歯科医会が2009年に全国の10〜50代の男女1000人を対象に行った「歯並びと矯正歯科治療」に関する意識調査によると、「歯並びは第一印象を左右する」と回答した人は72・6％に上り、さらに「芸能人だけでなく一般の人にとっても歯並びは大切だと思う」と回答した人は67・9％でした。

インビザラインおよびインビザラインｇｏを提供するインビザライン・ジャパン株式会社が2012年に、日本・アメリカ・中国の一般男女600人（各国200人）を対象に行ったアンケート「日本人の歯並びに関する意識調査」でも、同様の傾向が明らかになっています。

歯並びの重要性について尋ねたところ、「歯並びは笑顔の印象を左右する」と答え

図 1 歯並びは笑顔の印象を左右する

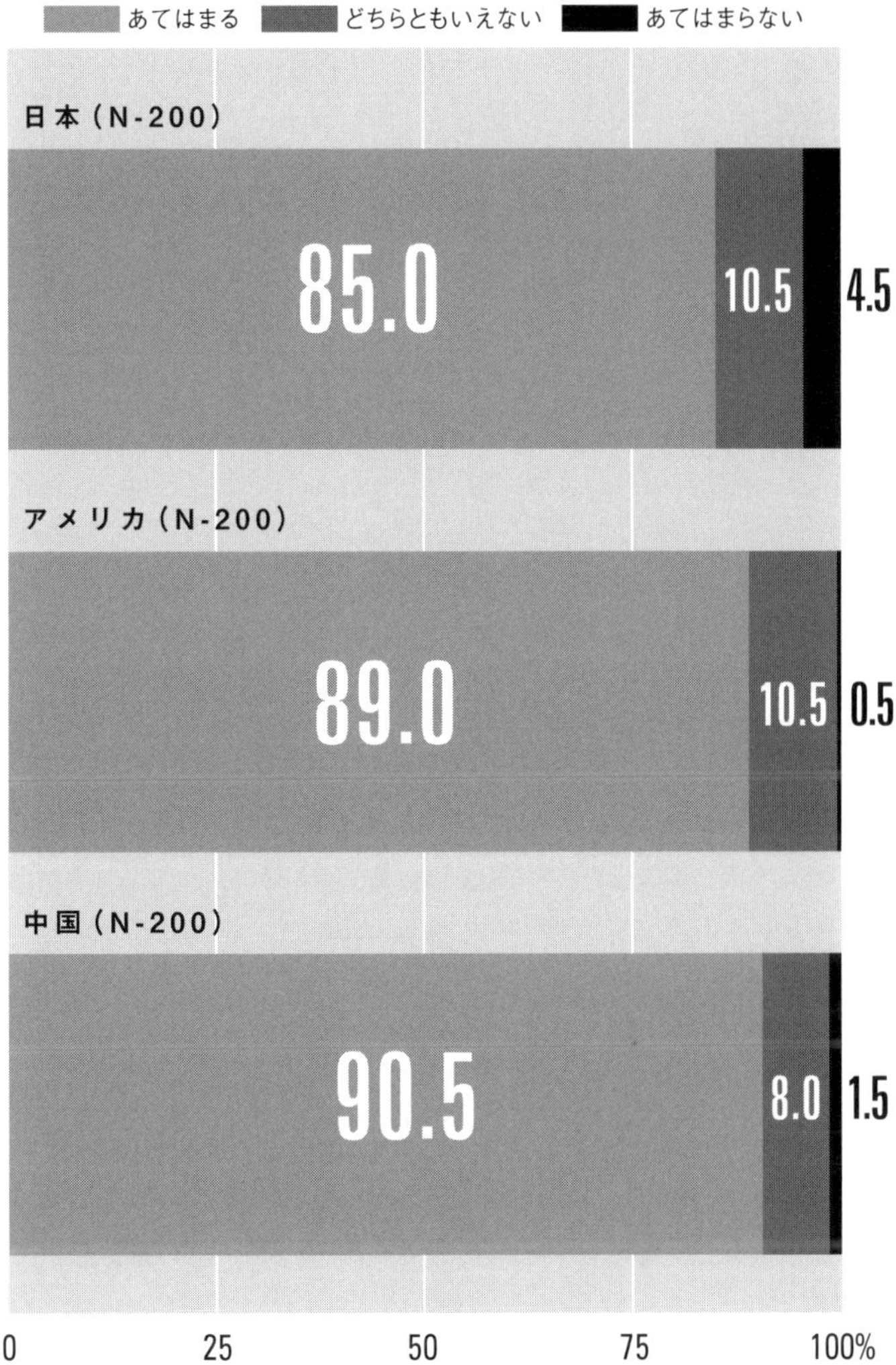

たのは、日本85・0％、アメリカ89・0％、中国90・5％と大きな差はありませんでした【図1】。

このように、日本は矯正歯科治療先進国アメリカと比べても、歯並びへの意識の高さについて遜色はないのです。

日本人の6割以上が「歯並びに自信がない」

さらに、インビザライン・ジャパン株式会社によるアンケートの結果を見ていきましょう。

2016年に日米合計800人に対して行われた「成功者に求められる〝歯並び〟に関する意識調査」があります。

この調査で、「成功するためには見た目の良さが重要」と回答しているのは、アメリカ65％に対して、日本は95％でした。成功者に対して見た目を重視しているのはむしろ日本人の方なのです【図2】。

また、男女別に「歯並びの良い人」「真顔の人」「歯並びの悪い人」の3枚ずつのパネルを見せて、「社会的に成功していると思う人」を聞いたところ、女性に対しては70％の人が「歯並びが良い人」を選びました。一方、男性に対して「歯並びが良い人」を選んだのは55％でした。とくに、女性に対しては成功者のイメージとして歯並びを重視することがわかりました。

このように、歯並びを重視する傾向の強い日本人ですが、実際に自分の歯並びについてはどう感じているのでしょうか？

同じアンケート調査で、「自分の歯並びに自信がありますか？」という質問を投げかけています。

「歯並びに自信がある」と答えたのは日本では10％、アメリカでは50％でした。また逆に「自信がない」と答えたのは日本で29％、アメリカでは7％。「どちらかといえ

図 2　成功するためには、見た目の良さが重要だと思うか

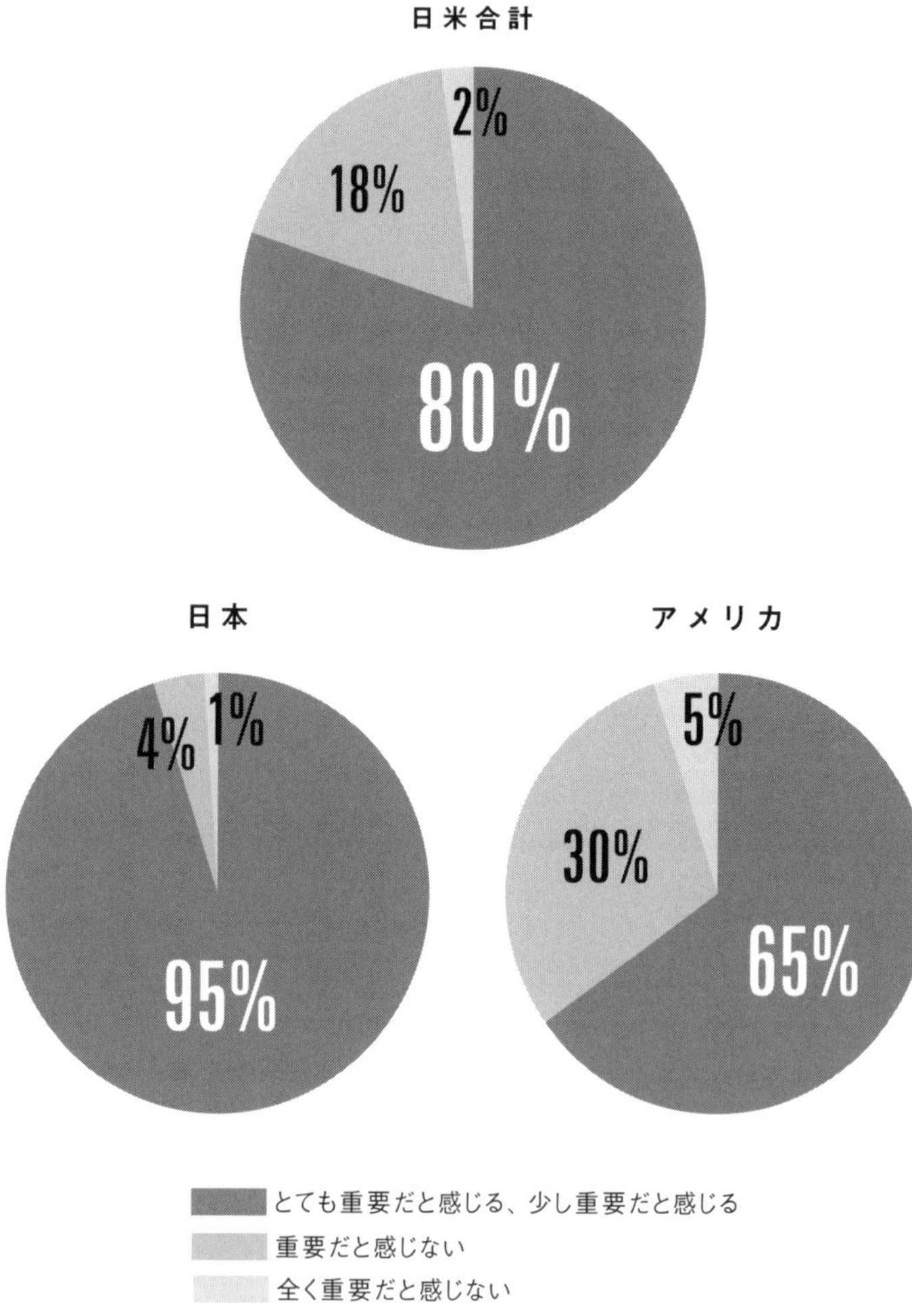

ば自信がない」は日本で34％、アメリカでは９％でした【図３】。

つまり、日本人の６割強は自分の歯並びに「自信がない」「どちらかといえば自信がない」と感じている状況が明らかになりました。

さらに、前述の日本臨床矯正歯科医会のアンケートでも、日本人で「歯並びに自信がない人」は46・２％と約半数で、「歯を見せて笑うことに抵抗を感じる」と回答した人は25・９％と４人に１人が笑顔に自信を持てずコンプレックスを感じていることがわかりました。

ただ、ここで一つの疑問も湧いてきます。日本人は控えめだから、自分に自信がないと答える人が多いのではないかということです。

はたしてそうでしょうか？

やはりインビザライン・ジャパン株式会社が２０１２年に日本に住む外国人１００人を対象に行ったアンケートによると、「日本人は歯並びが悪い」と感じている外国人は76％にも上りました。逆に「歯並びが良い」と回答したのはわずか４％という

図 3　自分の歯並びに自信があるか

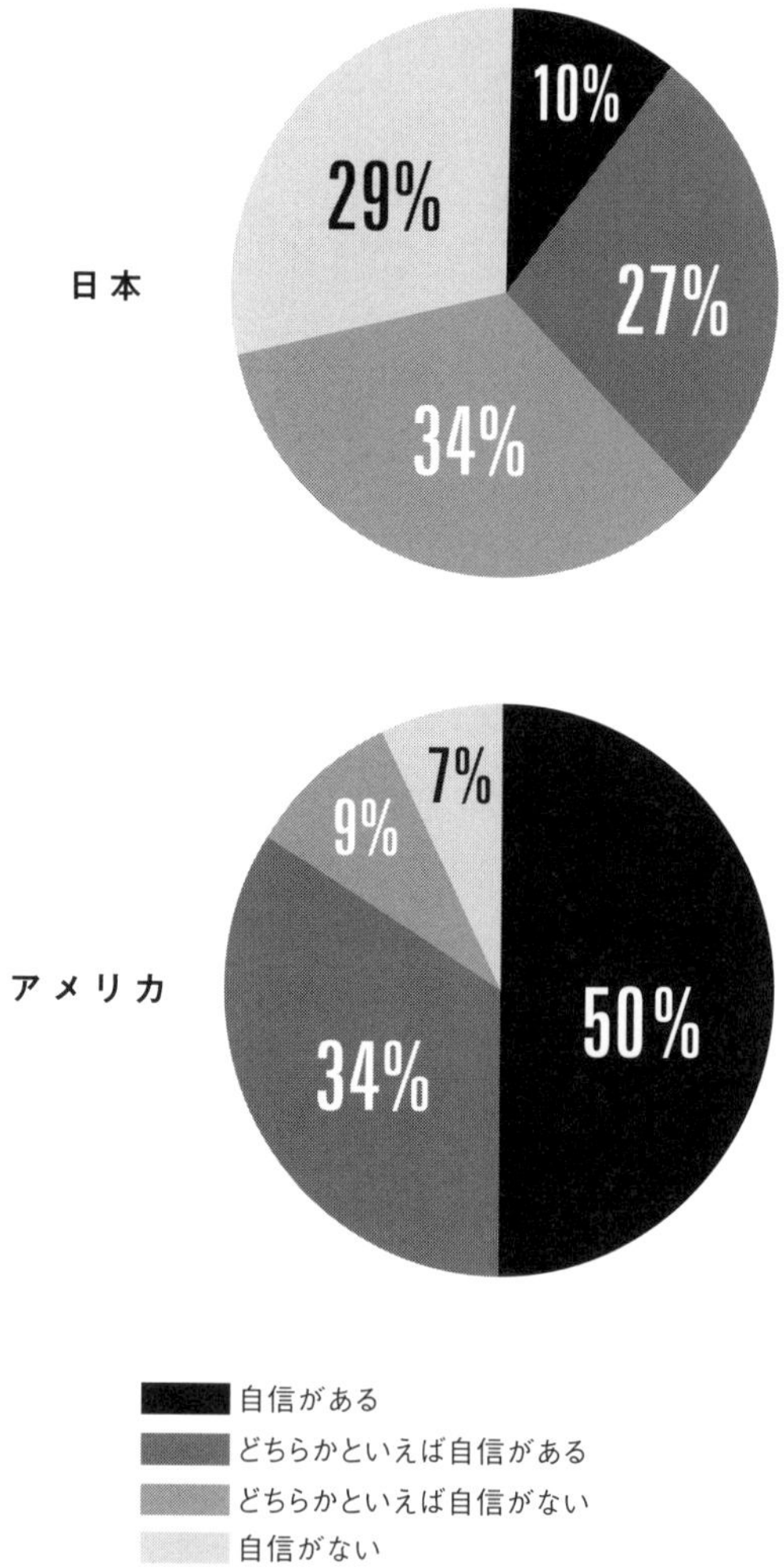

ショッキングな結果が報告されています。

笑顔をつくるために歯並びを整えることが大切

日本臨床矯正歯科医会のアンケートでは、「歯並びが美しいとよい結果が得られそうな人生における場面」も尋ねています。

「お見合い」（62％）、「入社試験の面接」（53・7％）、「デートの時」（50％）、「ビジネスの商談の時」（47・3％）が挙がりました。

これらのシーンに共通するキーワードは何でしょうか？

そうです。言うまでもなく、「笑顔」です。

きれいな歯並びは魅力的な笑顔をつくります。そして、その第一印象がときとしてその人の人生を左右する鍵にもなります。

矯正治療の最先端をいくアメリカという国は多民族国家であり、さまざまな人種や宗教が混在しています。そうした社会では他者との距離感のとり方はきわめて重要です。そのための最高のコミュニケーション・ツールが笑顔なのです。

グローバル化が進む日本においても、笑顔によるコミュニケーションはこれからますます重視されていくでしょう。

しかし、歯並びにコンプレックスを抱いたままでは、魅力的な笑顔をつくることはできません。笑顔を手に入れるには、まず歯並びを整えることが大切なのです。

きれいな歯並びでかみ合わせもよくなる

健康な大人の歯は28本あり（親知らずのない人）、それらがきれいなアーチ状に並んでいるのが理想です。

歯にはそれぞれ名前と番号がつけられています【図４】。とくに、番号は後述するインビザラインｇｏの項にも出てくるので、ここで基本的なことを覚えてください。

では、「良い歯並び」とはどういうものでしょう？

それは見た目の整然さだけを指すのではありません。かみ合わせも重要になります。良い歯並び、正しいかみ合わせというのは次の条件を満たしているものです。

奥歯を軽くかんだ状態で、鏡で自分の歯を見てみましょう。

①正面から見て、上下の前歯の中心が合っている（上下の２本の前歯の真ん中のラインが揃っている状態）【図５】

②上の前歯が下の前歯に２〜３㎜かぶさっている（かみ合わせの深さ）【図６】

③上の前歯が２〜３㎜出ている（かみ合わせの前後差）【図６】

④横から見て、上の歯１本に対して、下の歯２本が交互にかみ合っている（１歯対２歯咬合）【図６】

図 4　歯の名前と番号

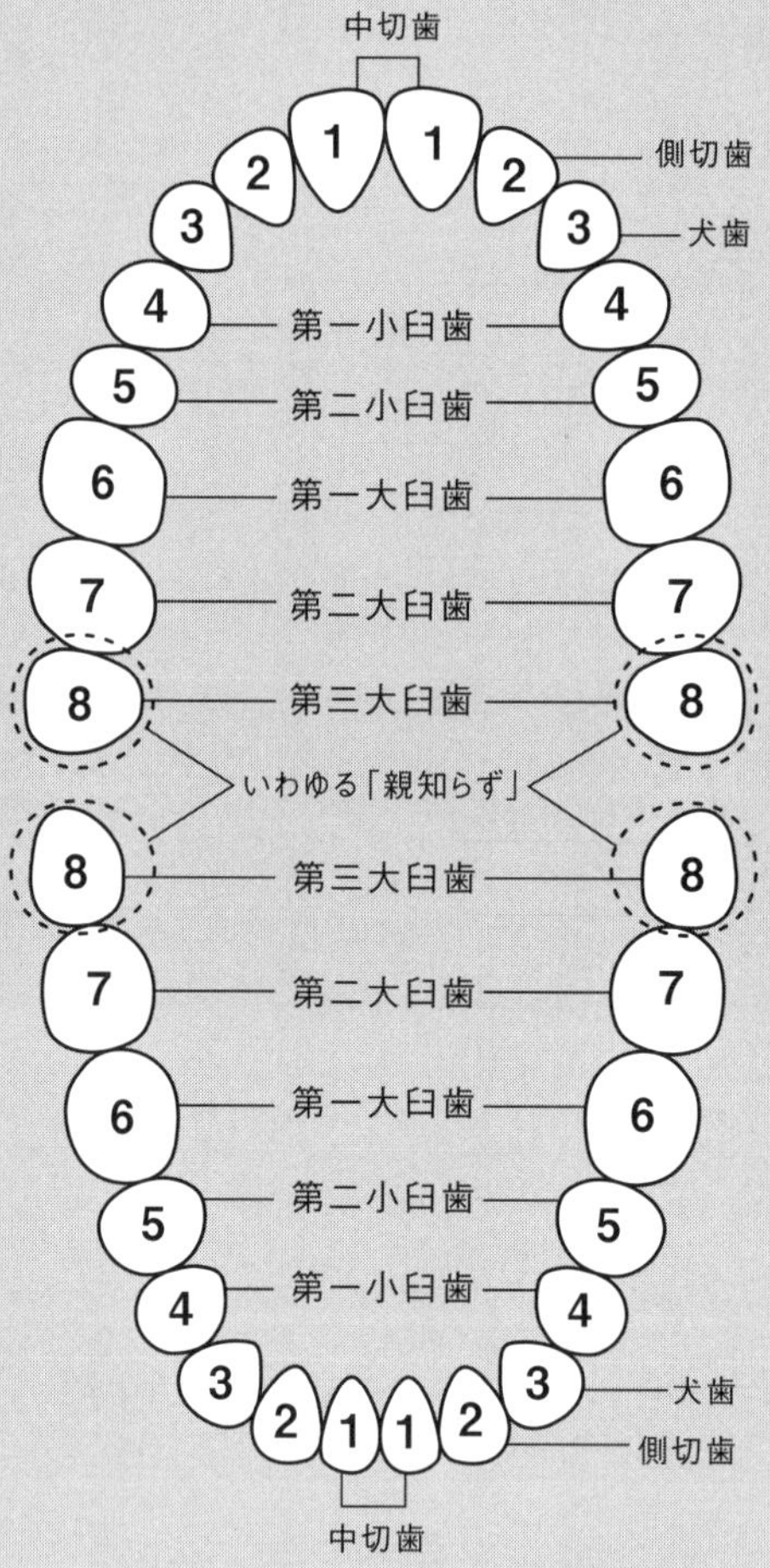
中切歯
側切歯
犬歯
第一小臼歯
第二小臼歯
第一大臼歯
第二大臼歯
第三大臼歯
いわゆる「親知らず」
第三大臼歯
第二大臼歯
第一大臼歯
第二小臼歯
第一小臼歯
犬歯
側切歯
中切歯
1 1 2 2 3 3 4 4 5 5 6 6 7 7 8 8
8 8 7 7 6 6 5 5 4 4 3 3 2 1 1 2

図 5　上下の前歯の中心が合っている状態

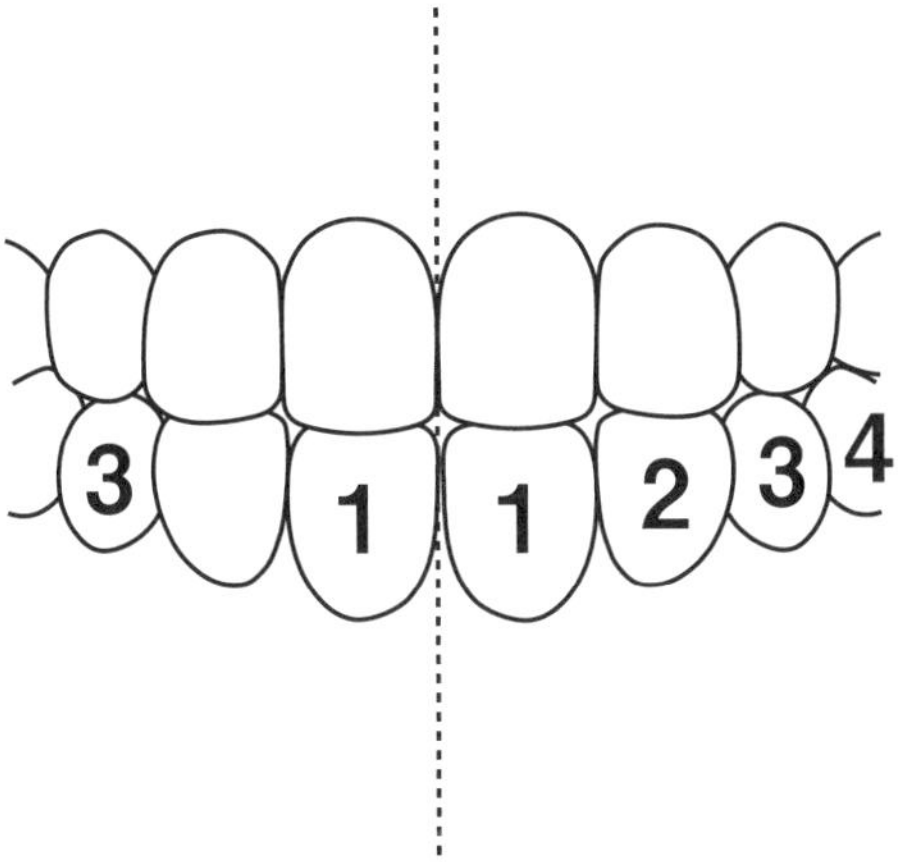

図 6　1歯対2歯咬合

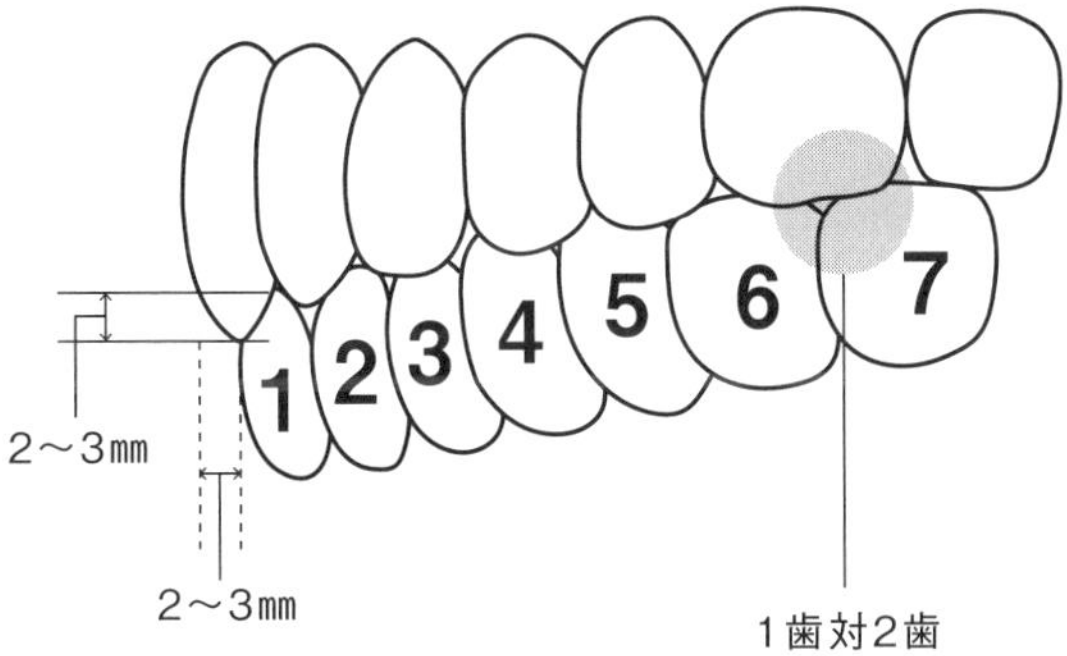

この1歯対2歯咬合というのが理想的なかみ合わせです。私たちの歯の咬合力というのは体重と同じくらいの力だと言われています。1歯対2歯咬合になっていると、その力が分散するので歯が長持ちするのです。

もっとも、完璧な歯並びとかみ合わせを持っている人はなかなかいません。しかし、矯正治療によって良い状態に近づけることができます。

悪い歯並びにはどのようなものがあるか?

歯並びが悪いということは、歯と歯の間にすき間があったり、上下の歯がきちんとかみ合っていない状態です。これを歯科の専門用語で「不正咬合《ふせいこうごう》」と言います。

主な不正咬合には次のようなものがあります。

①叢生《そうせい》（乱ぐい歯・八重歯）

歯の大きさに対してあごが小さくアンバランスになっているため、歯並びがデコボコだったり、歯が重なり合って生えている状態です。八重歯も叢生の一つのタイプで、犬歯が飛び出したものです。

②上顎前突《じょうがくぜんとつ》（出っ歯）

上の前歯が下の前歯に対して前方に大きく（４㎜以上）出ている状態です。上の前歯の先端部だけが出ているタイプと、上の前歯全体が出ているタイプがあります。

③下顎前突《かがくぜんとつ》（反対咬合・受け口）

上の前歯より下の前歯が前に出ている状態です。一般的に受け口と呼ばれています。

子どもの場合、成長とともに受け口はより顕著になっていく傾向があります。

④上下顎前突《じょうげがくぜんとつ》

前歯が上下ともに前に出ている状態です。あごが前に出ていることが原因です。上下の歯が合わず、口が閉じにくくなります。

⑤空隙歯列《くうげきしれつ》(すきっ歯)

歯と歯の間に隙間がある状態です。ただし、単に歯と歯の間が空いている状態を空隙歯列と呼ぶわけではありません。生まれつき歯が少ない、歯のサイズが小さい、あごが大きいことなどが原因で、歯がまばらに生えるような状態になっているものを指します。

なお、前歯2本の間にだけ隙間がある場合を「正中離開」と言います。

⑥開咬《かいこう》

歯をかみ合わせたとき、奥歯はかみ合っても、前歯だけが全く接触しない状態です。そのため、前歯の上と下の歯の隙間が広くなってしまいます。

⑦過蓋咬合《かがいこうごう》（ディープバイト）

前歯のかみ合わせが深すぎる状態です。上下の歯をかみ合わせたとき、上の前歯が通常よりも下の前歯に深くかぶさってしまいます。

⑧交叉咬合《こうさこうごう》

上下の奥歯が横にずれていたり、前歯の一部が前後逆になっている状態です。かみ合わせが逆転することでさまざまな弊害を起こします。叢生と複合することが少なくありません。

不正咬合の種類❶

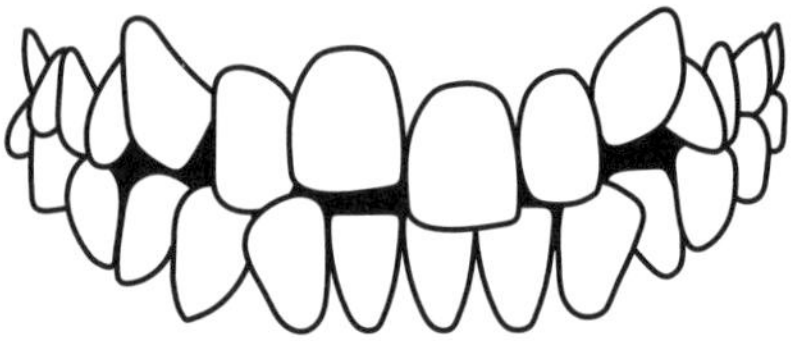

叢生（乱ぐい歯・八重歯）

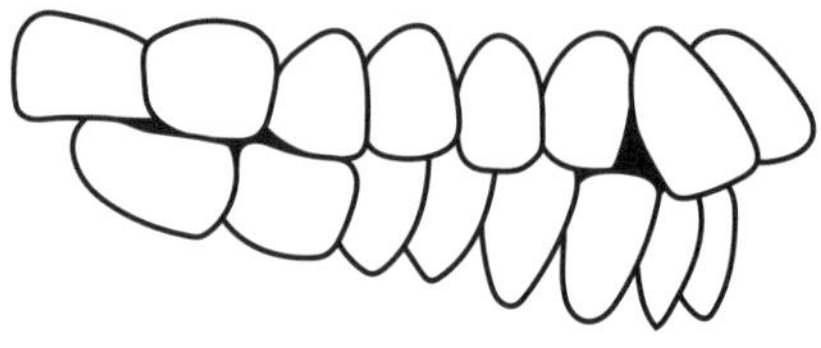

上顎前突（出っ歯）

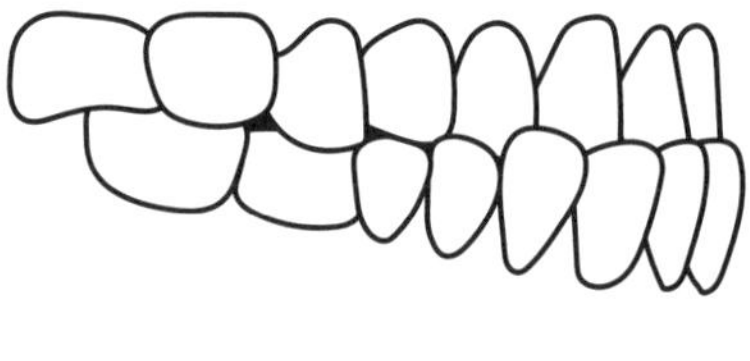

下顎前突（反対咬合・受け口）

不正咬合の種類❷

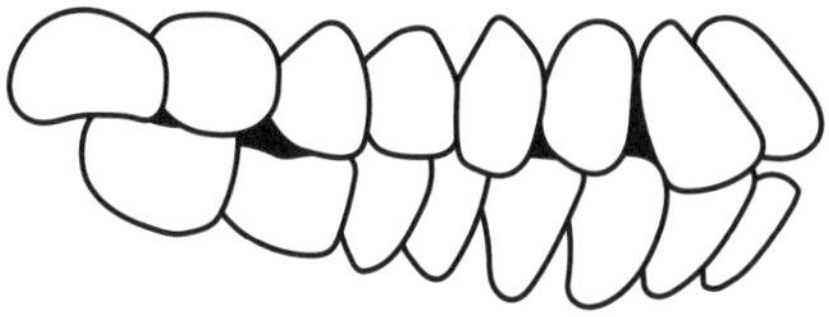

上下顎前突

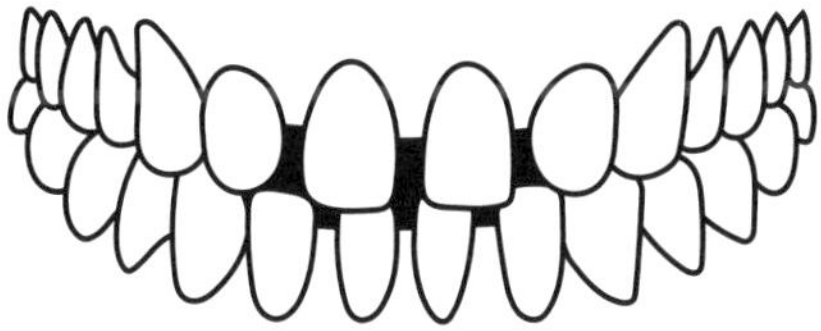

空隙歯列（すきっ歯）

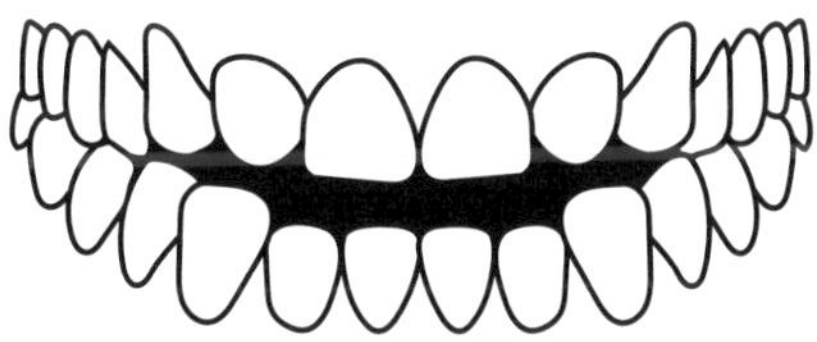

開咬

不正咬合の種類❸

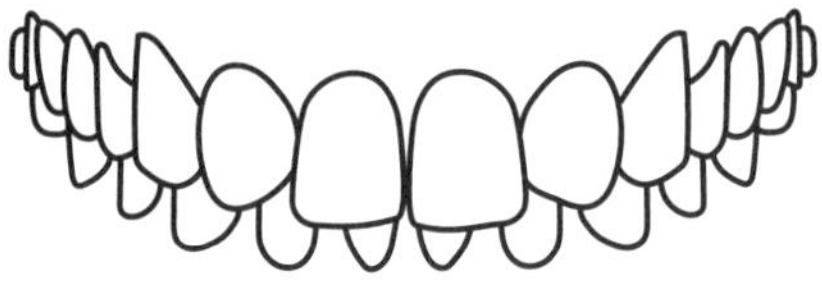

過蓋咬合（ディープバイト）

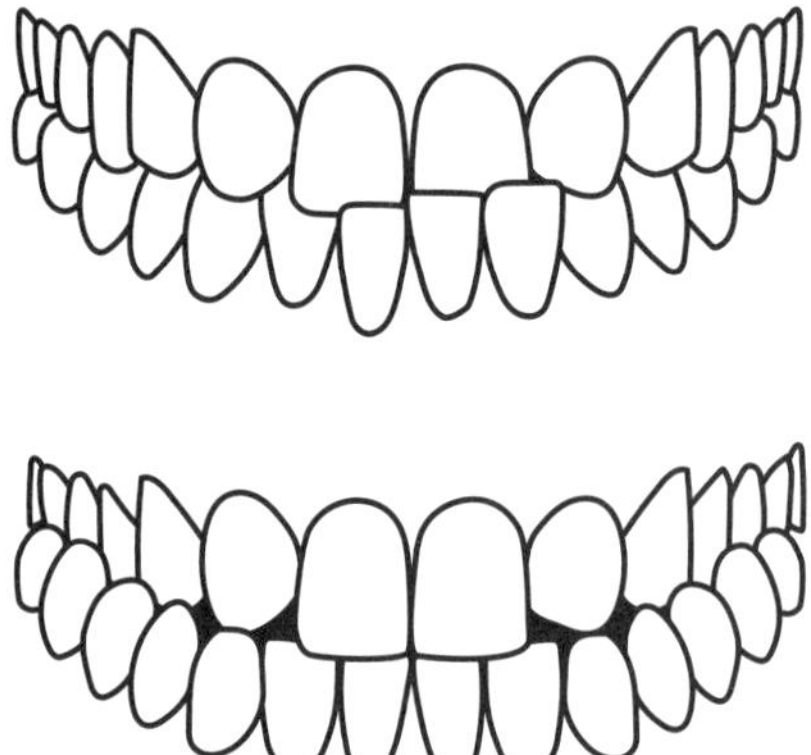

交叉咬合

かみ合わせは全身の健康にも影響する

不正咬合があると、歯をすみずみまで磨きにくくなり、虫歯や歯周病になりやすく、口臭の原因にもなります。食べ物をうまくかめない、言葉がはっきりしないなどの不都合も出てきます。

さらに、口のなかだけの問題ではなく、顎関節症、首・肩のこり、頭痛、顔のゆがみ、胃腸の不調など全身的な健康にも悪影響を及ぼします。

小さな子どもの場合であれば、あごなどの発育にも影響しますし、全身の姿勢や呼吸などにも問題が起こる可能性があります。

たとえば、「叢生」があると、歯磨きが上手にできないので虫歯や歯周病になりやすくなりますし、食べ物をかむ効率が悪くなります。また、顎関節症のリスクもあります。

「上顎前突」「上下顎前突」「下顎前突」では、口が閉じにくくなって口内が乾燥し、唾液が十分に働かなくなるので、やはり虫歯や歯周病になるリスクが高くなります。

また、とくに「上顎前突」では年齢とともにあごの関節が削られていく傾向があり、それが原因で顎関節症になる場合もあります。

「空隙歯列」の場合、歯と歯の間に食べ物が挟まりやすく、虫歯の原因になります。また、歯肉が傷つき歯周病になるリスクもあります。

「開咬」があると、食べ物をうまくかみ切れないので、消化不良や胃腸障害を起こすことがあります。

「過蓋咬合」の場合、上あごがかぶさって下あごの動きが制限されるため、顎関節症になるリスクが高まります。

アメリカやヨーロッパなど矯正治療が進んでいる国では、不正咬合が全身的な症状を引き起こすことがよく知られているため、歯並びの悪さは一つの〝病気〟としてとらえられています。

もっとも、歯並びやかみ合わせの悪さがこれらの病気の原因になることについては、日本人もよく認識しているようです。

インビザライン・ジャパン株式会社の日本、アメリカ、中国3か国の調査によると、「歯並びは口腔内の健康に影響する」と考えている人は、日本73・5%、アメリカ71・0%、中国70・0%であり、日本人の方がむしろ健康への意識は高いことがわかりました**【図7】**。

日本歯科医師会が全国の10～70代の男女1万人を対象に行った「歯科医療に対する一般生活者意識調査」（2016年）によると、「歯並びやかみ合わせが悪いと、虫歯や歯周病、顎関節症、肩こり、頭痛などの原因につながること」について認知している人は88・1%、関心を持っている人は91・4%といずれも高いことがわかりました。

歯並びを整えることは、かみ合わせを良くすることにつながります。それが健康へも好影響を与えます。

図 7　歯並びは口腔内の健康に影響する

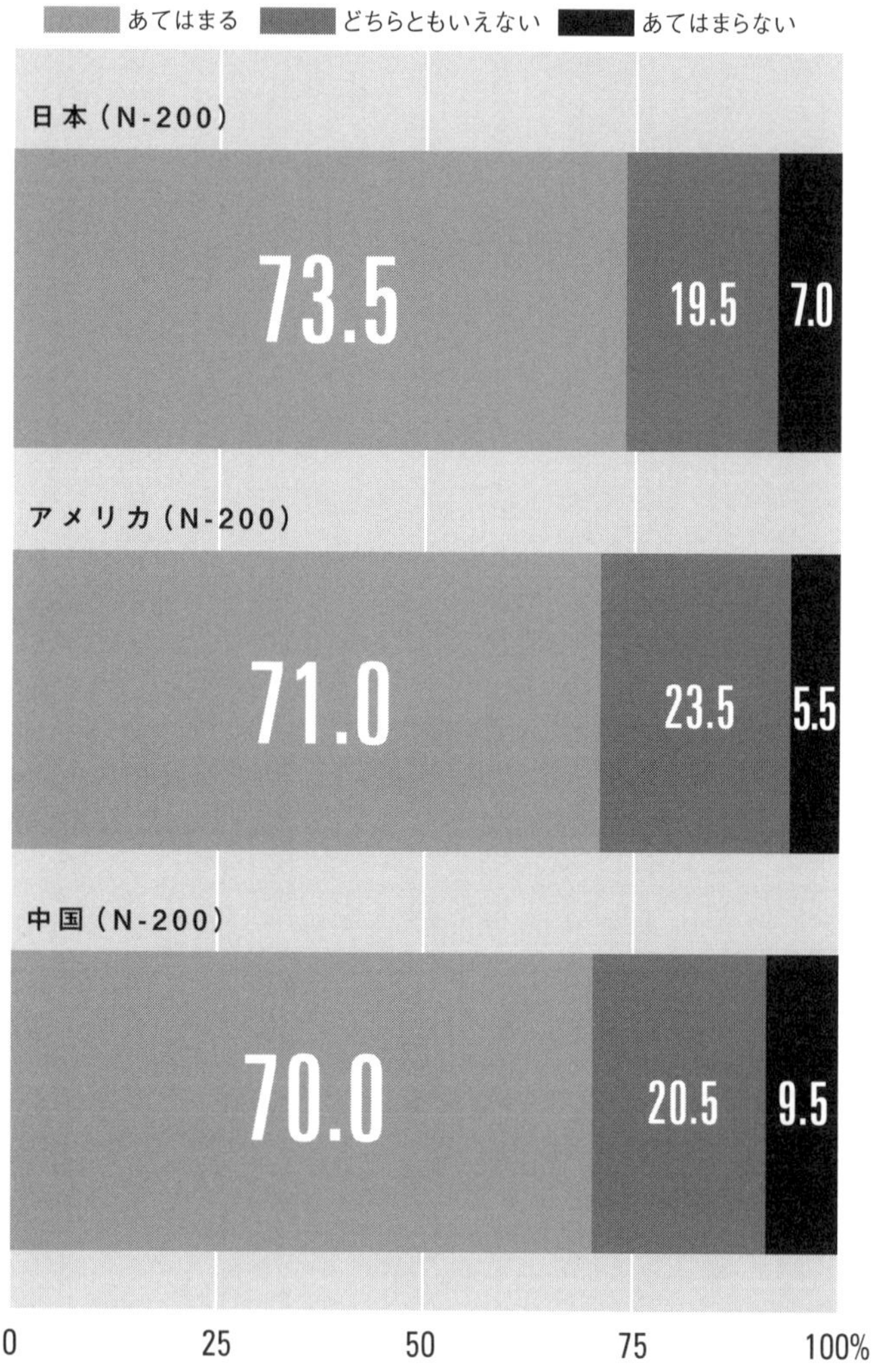

つまり、矯正治療というのは、見た目と健康の両方を良い状態に持っていくために行うものなのです。

歯並びとかみ合わせを整えるのが矯正歯科治療

見た目の美しさや全身の健康のために、歯並びとかみ合わせを整えるのが「矯正歯科治療」です。

日本では、矯正治療というと子どもがするものというイメージがあります。大人になると、金属のワイヤーをつけるのが恥ずかしいという感覚も強くなります。

そのため、成人にとってはあまり身近ではなく、自分の歯並びが気になっていても、なかなか治療に踏み切れない人が少なくありません。

しかし、大人になってから矯正治療を行うことによって、笑顔に自信が持てるようになり、長年のコンプレックスから解放される人は少なくありません。

歯並びの悪さに悩んでいる方は、まずは一度、矯正歯科医に相談することをお勧めします。矯正治療を始めるのは、いくつになっても遅すぎるということはありません。

では、そもそも矯正歯科治療とはどういう治療なのでしょうか。

歯というのは、一定の方向へ持続的に力を加えることによって動いていきます。この性質を活かし、専用の装置によって時間をかけて歯を少しずつ動かしていくのが矯正治療です。

歯が移動する仕組みには、骨の吸収と再生というメカニズムがかかわっています。歯ぐきのなかには歯を支えるための骨（歯槽骨）があり、歯槽骨と歯の根の間には歯根膜というクッションのような組織があります。

たとえば、歯を左から右へ動かしたい場合は、歯の左側から一定の力（１００ｇ程度）を持続的にかけていきます。すると、右側（歯の動く方向側）の歯根膜は縮み、反対側は引っ張られて伸びます。縮んだ歯根膜は元の厚さに戻ろうとして骨を溶かす細胞をつくり、進行方向側の歯槽骨を溶かします（吸収）。同時に、反対側の歯根膜は骨をつくる細胞をつくり、新しい歯槽骨をつくります。

このように、骨を溶かす細胞と骨をつくる細胞の働きによって、歯根膜は元の厚さに戻ります。そして、骨の吸収と再生がくり返されることによって歯が少しずつ動いていくのです。

歯を動かすには、骨がつくり替えられるのを待つ必要があるため、矯正治療にはある程度の時間がかかります。

歯を長持ちさせることも矯正治療の目的

矯正治療の目的の一つに、「歯を長持ちさせること」があります。

１９８９年に当時の厚生省と日本歯科医師会が提唱した「８０２０運動」というも

のがありました。80歳になっても自分の歯を20本以上保とうというキャンペーンです。

これ以降、日本人の歯に対する意識は徐々に向上してきました。

高齢になっても自分の歯を多く保っている人ほど、自立した日常生活が送れ、認知症になるリスクも低くなります。

実際、認知症患者では健康な高齢者に比べて歯の本数が少ないことがわかっています。歯が丈夫で、食べ物をよくかめるお年寄りほどいつまでも元気な生活が送れるということです。

歯を一生使い続けるには、きちんとしたケアが必要です。

歯を失う原因のほとんどが歯周病と虫歯です。それらを予防するためには、きちんとした歯磨きをしなければなりません。

とくに、歯のかみ合わせの部分や歯と歯肉の間などはしっかりと磨く必要があります。

ところが、歯並びが悪いと、歯ブラシの毛先がすみずみまで届かないためにどうしても磨き残しが出てきて、歯垢（歯の表面に付いた食べかすのなかで細菌が増殖したもの）がたまりやすくなります。

その結果、虫歯や歯周病にかかり、歯を失う原因になります。

良い歯並びになると、歯磨きがしやすくなり、虫歯や歯周病になりにくくなります。

さらに、歯並びが良いと、かむときに歯にかかる力が分散されるので、歯への負担が少なくなります。

歯の矯正によって歯並びを良くすることは、単に見た目を改善するだけではなく、この2つの点から歯を長持ちさせることにもつながるのです。

「歯並びはきれいにしたいけど見た目や痛みが……」と躊躇する人は多い

前述のアンケート調査の結果から、日本人の歯並びに対する意識は決して低くはないことがおわかりいただけたと思います。

では、実際に矯正治療を受けるという行動に移す人はどのくらいいるのでしょうか。インビザライン・ジャパン株式会社が、日本、アメリカ、中国を対象に行った前述のアンケートの結果を再び紹介しましょう。

歯並びの悪い人が矯正治療を行ったのは、日本21・3％、アメリカ50・0％、中国23・8％でした。また、矯正治療をしたいという意向のある人の割合は、日本54・2％、アメリカ79・3％、中国85・3％でした。

つまり、意識や関心の高さの割に、実際に矯正治療を受けたいと考えている人や将来的に受けようと思っている人はそれほど多くないようです。

その理由の一つが、矯正治療に対してマイナスのイメージを持っていることです。そのイメージとは、たとえば「矯正装置が目立って恥ずかしい」「治療中に痛みがあるのでは」「食事や会話のときに違和感がありそう」といったことです。

なかでも、多くの人が最も気にするのが「矯正装置が目立つ」ということでしょう。

しかし、これは言うまでもなく日本で最も一般的なワイヤー矯正のことが頭にあるからです。

前述のインビザライン・ジャパン株式会社による日・米・中3国を対象にした調査では、矯正治療中のイメージについても尋ねています。それによると、アメリカでは「歯並びが良くなっていくのがうれしい」とポジティブにとらえている人が76・0％に上ったのに対し、日本では「矯正装置による不自由でつらい」とネガティブにとらえている人が63・0％でした【図8】。

また、同調査では、日本人の72・0％が「矯正装置をつけることに心理的な抵抗がある」と答え、さらに「目立たない装置があれば治療したい」と答えた人は65・0％でした。

ところが、日本では、目立たない装置であるマウスピース矯正の認知度がまだ低いこともわかっています。透明マウスピース矯正を知っていると答えた人は、日本30・5％、アメリカ83・0％、中国78・5％という結果でした【図9】。

図 8　矯正治療中のイメージ

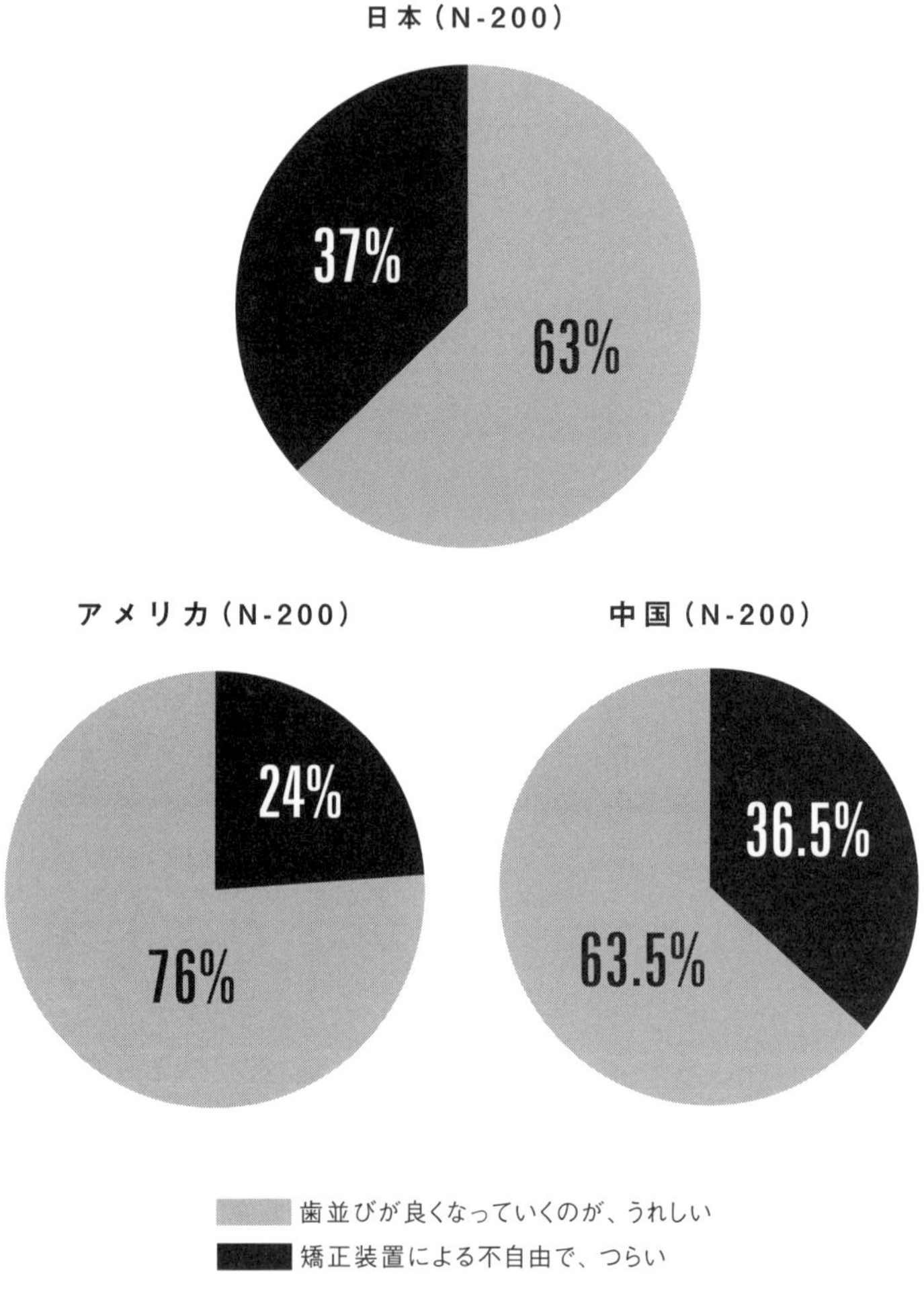

図 9 透明マウスピース矯正の認知度

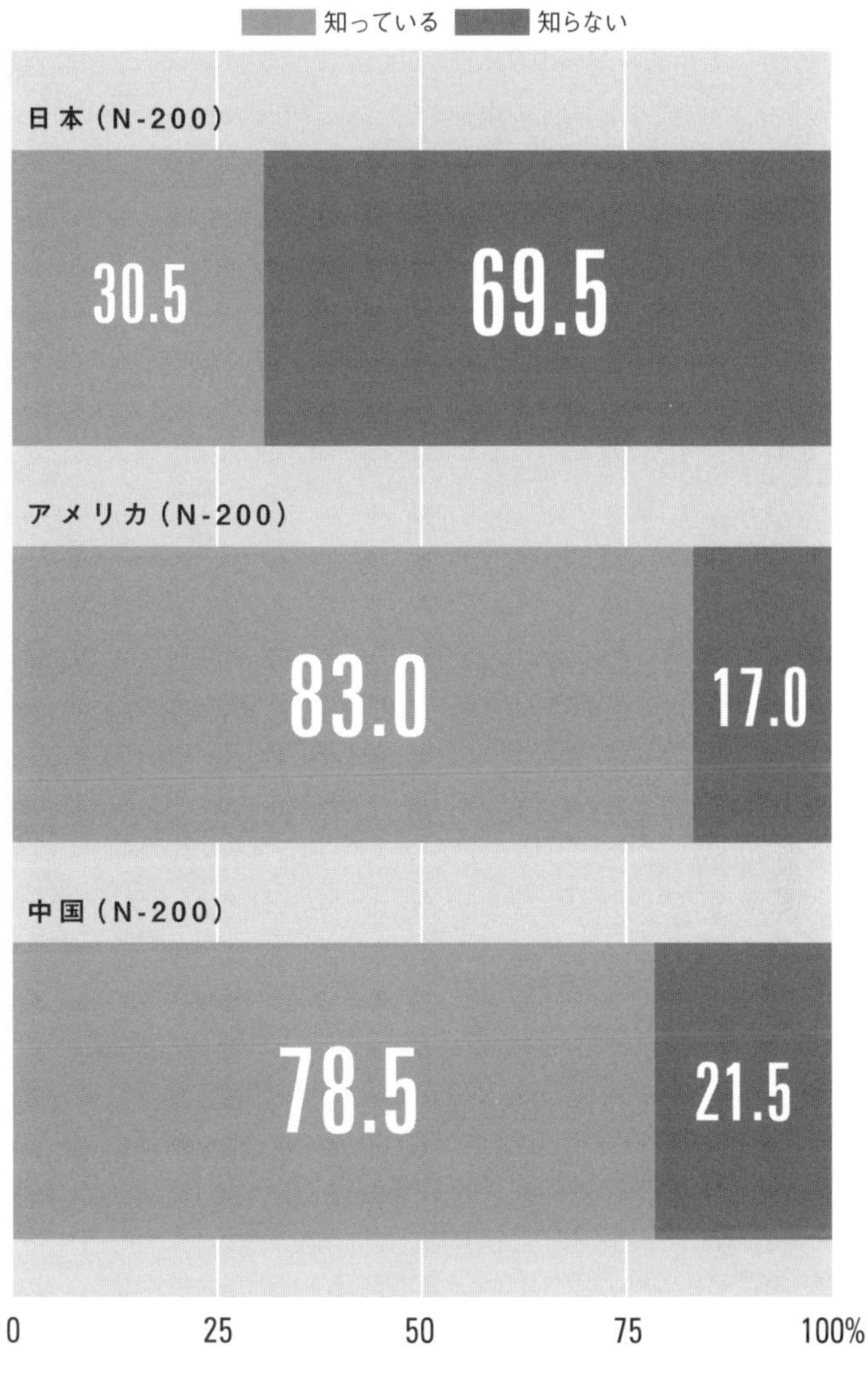

矯正治療は美容にかかる費用よりも安い

矯正歯科治療というと一般に「高額」というイメージがあります。費用についてはクリニックによって多少の差はありますが、たしかに安くはありません。

矯正治療の方法・装置によっても価格は異なります。装置については後述しますが、初期費用や通院などを除き、矯正装置には一般的に10～150万円ほどの費用がかかります。

金属を使ったワイヤー矯正は比較的安く、歯の色に近いセラミックを使った装置はやや高くなります。また、ワイヤー矯正でも、装置が見えない裏側矯正は表側矯正よりも費用は高いのが一般的です。目立たないマウスピース矯正は表側矯正と裏側矯正の中間程度の費用になります。

「矯正歯科治療はお金がかかる」という理由で、矯正を受けるのを躊躇する人も少なくありません。

しかし、ここで少し考えてみましょう。

やはりインビザライン・ジャパン株式会社が、２０１７年に20～60代の女性５００人を対象として「美容にかかる費用の比較調査」を行いました。

その結果、１か月の美容にかかる平均費用は、美容院が６０６３円、エステ・マッサージが８０２７円、エクササイズ・ジムが８２３４円ということがわかりました。

これを20年に換算すると、美容院１４５万円、エステ・マッサージ１９２万円、エクササイズ・ジム１９６万円になります。

それに対し、歯列矯正の治療費は平均的に１００万円かかりますが、20年換算として比較した場合、日々の美容にかかる費用の方が高くなります。

しかも、歯列矯正を行えば20年どころかほぼ生涯にわたってきれいな歯並びを手に入れることができます。

さらに、毎日カフェでコーヒーを飲む人は、１か月で平均８００円かかります。これが20年では１９２万円に積み重なり、歯列矯正よりはるかに高くなります。

こう考えると、歯列矯正というのは長い目で見ると、「賢い投資」だと言えるのです。

なお、矯正歯科治療では厚生労働省が定めた特定の疾患以外、公的医療保険は適用されません。しかし、治療に10万円以上かかった場合は、医療費控除が受けられることも覚えておきましょう。

矯正歯科治療を詳しく知って最適な方法を選択してほしい

矯正歯科治療を受けた患者さんには、さまざまに心理的な変化が現れます。

再びインビザライン・ジャパン株式会社による調査結果を紹介しましょう。２０１６年３～４月に行われた調査で、20～40代の成人女性の歯列矯正経験者４００人（既婚者221人、未婚者179人）を対象にしたものです。

「治療前後での心理的な変化」について尋ねたところ、多くの人で心理的にポジティブな変化が見られたようです。

最も多かったのは「自信がついた」（61・8％）という回答で、次いで「性格が明るくなった」（18・0％）、「積極的になった」（16・5％）、「自尊心がついた」（10・8％）と続きます。他にも、「歯並びを気にせず笑えるようになった」「ホッとした」といった回答もありました。

さらに、結婚に与えた影響について尋ねたところ、約50％の人が「歯並びがきれいになったことが結婚に良い影響を及ぼした」と答えています。

このように、矯正歯科治療を受けた患者さんのほとんどが「受けてよかった」という感想を持っています。

詳しくは後述しますが、矯正歯科治療の方法や矯正装置にはさまざまなものがあります。

最もポピュラーなのが金属ワイヤーを歯に装着するワイヤー矯正で、古くから行われているのが「マルチブラケット法」です。これは金属製のメタルブラケットという装置を歯の表面に接着し、そこにワイヤーを通して刃を動かす治療です。

近年では、透明で目立たないセラミックブラケットが主流になり、ワイヤーも白くて目立ちにくいホワイトワイヤーが開発されています。

ワイヤー矯正のなかには、歯の裏側に装置をつけて、矯正装置を目立たなくする治療もあります。

一つは「舌側（裏側）矯正」といって、歯の裏側にブラケットを装着する方法です。矯正装置が前からは見えないというメリットがあります。

もう一つが「ハーフリンガル矯正」で、下の歯は表にブラケットをつけ、上の歯のみ裏側にブラケットを装着する方法です。

また、取り外し式のプレートで歯を動かす「床矯正《しょうきょうせい》」という方法もあります。これは子どもの歯列矯正を対象としたものです。

そして、最も新しい治療法が、本書で詳述していく「マウスピース矯正（アライナー矯正）」です。透明のプラスチック製のマウスピースを装着して歯を動かします。マウスピース矯正では、ワイヤーもブラケットも使用しません。治療開始時から終了時まで数十段階のマウスピースをつくり、定期的にアライナーを付け替えていきます。

欧米では、矯正歯科治療を受けていることが一種のステータスになります。そのため患者さんは治療にはとても積極的で、あえて目立つシルバーのワイヤー装置を希望する人も多いようです。

若い女性は、カラフルな矯正装置を選び、ファッション感覚で楽しんだりもしています。

一方、インビザラインおよびインビザラインｇｏなどのマウスピース矯正には、目立たない、取り外しが自由、痛みが少ない、金属アレルギーの心配がないなど、たくさんのメリットがあります。

最新の矯正歯科治療について詳しく知って、自分に最適だと思う治療法を選択してほしいと思います。

第 2 章

歯並びとかみ合わせを治す矯正歯科治療

矯正歯科治療は自分に合った方法を選ぶのが大切

「歯」という、骨と同じように硬い組織がなぜ動くのか？　その基本的なメカニズムについては前章で説明しました。

この章では、歯を動かすさまざまな方法について紹介していきます。

ただし、当クリニックではここで触れる矯正方法のすべてを行っているわけではありません。しかし、矯正歯科治療の全体像を知っておくことで、私の勧めるインビザラインｇｏのどこが優れているかを真にご理解いただけるはずなので、いま日本で行われている矯正治療の方法を客観的な立場で俯瞰してみたいと思います。

矯正装置にはそれぞれの特徴があり、そしてメリットとデメリットがあります。完全な方法というものは存在しません。そのことを理解した上で、自分に合った矯正の方法を選んでいただきたいと思います。

矯正歯科治療の種類

抜歯治療

矯正歯科治療は、「抜歯を伴うもの」と考えている方も少なくないのではないでしょうか。

実際、「抜歯か？」「非抜歯か？」の選択は矯正歯科医にとっても永遠のジレンマです。

20世紀の半ば以降、矯正歯科は欧米の研究データをもとに世界的に抜歯治療が主流となりました。もちろん日本も例外ではなく、矯正治療においては患者のあごの長さと歯の大きさなどから「抜歯治療が必要な基準」を定めています。

日本人に多い不正咬合は、あごが小さいために歯が横一列に並ぶことができないことが原因になっています。

そこで、前後に重なっている歯を移動したときに、歯を一列に並べるためには、移動した歯の収まるスペースが必要になります。これが矯正治療で抜歯が必要になるいちばんの理由です。

抜歯治療は一般に、上下の健全な第一小臼歯（前から4番めの歯）か第二小臼歯（前から5番めの歯）を抜いて歯を並べるスペースをつくるという方法がとられます。

抜歯の適応は一般的には次のようなものです。

①歯とあごの骨の大きさに著しいアンバランスがあるとき
②あごの骨の前後の位置関係が著しく悪いとき
③あごの骨の垂直の位置関係が著しく悪いとき

さらに、咬合のタイプにも基準があります。

一般に、抜歯が必要となるのは、叢生、上顎前突、下顎前突、上下顎前突などが重度の場合です。

しかし、抜歯の適応とされた例であっても、抜歯すべきかどうかの判断はとても難しいところで、抜歯の頻度は施設によってかなりの差があります。

こうした基準にしたがって、たとえば重度の叢生などに対して、第一小臼歯を上下左右1本ずつ合計4本抜いて矯正治療を行う歯科医師も少なくありません。

しかし、私たち人間の28本の歯にはすべて役割があるはずです。不要な歯など1本もありません。歯が1本でも失われるとバランスが崩れて、かみ合わせが悪くなるであろうことは少し想像すればわかるでしょう。

その結果、かむ力が弱くなり、虫歯や歯周病その他の病気にかかってしまうリスクも出てきます。

さらに、抜いた歯の部分の骨がやせてきてしまうというデメリットもあります。

やはり、健全な歯はできることなら抜かない方がいいのです。

では、どうすればよいのでしょう？

歯並びを整えるスペースを確保するために、奥歯を後ろへ動かすことができれば抜歯する必要はなくなるはずです。

実は、かつては「奥歯の大臼歯を後方へ移動させることはできない」と考えられていました。しかし、近年の研究からそれが可能であることがわかったのです。

そうした背景もあり、1990年代からは世界的に、「健康な歯はできるかぎり保存して治療する」という非抜歯治療の方向に進みつつあります。

後述しますが、インビザラインおよびインビザラインｇｏによる矯正治療では、できる限り抜歯をすることはしません。抜歯をしなくても歯を並べるスペースを確保するノウハウがあるからです。「奥歯を後方へ動かす」「歯と歯の隙間をつくる」といった方法で歯を並べることができるのです。

ただし、歯の生えている方向や位置に問題がある場合など、やむを得ず抜歯治療が必要になるケースもあることは理解していただきたいと思います。

ワイヤー矯正①マルチブラケット法（唇側【表側】矯正）

特徴

歯の表側にマルチブラケットという矯正装置を取り付け、そこにメタルなどのワイヤーを固定して、ワイヤーの弾力を利用して歯を動かす方法です。

矯正治療のなかで最も歴史の長いスタンダードな方法です。

動かす歯の部位や症状に関係なく、ほとんどすべての不正咬合に対応することができるのが特徴です。

最も一般的なブラケットは金属でできている銀色のものです。いちばんコストがかからない装置ですが、最も目立ちやすいという欠点があります。

最近は、セラミックやプラスチックでできている白色や透明のブラケットもあります。金属を使用しないので、目立ちにくいというメリットがあります。

ワイヤーもホワイトやピーチゴールドなどの色でコーティングされているものがあり、さらに目立たなくすることができます。

図 10　ワイヤー矯正①マルチブラケット法（唇側［表側］矯正）

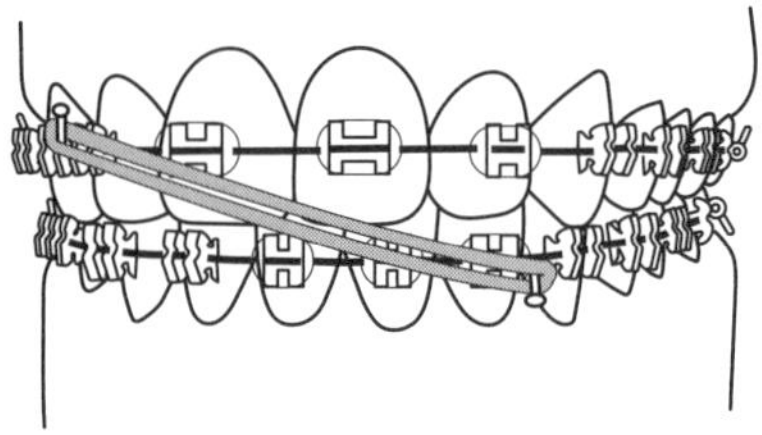

顎間ゴム

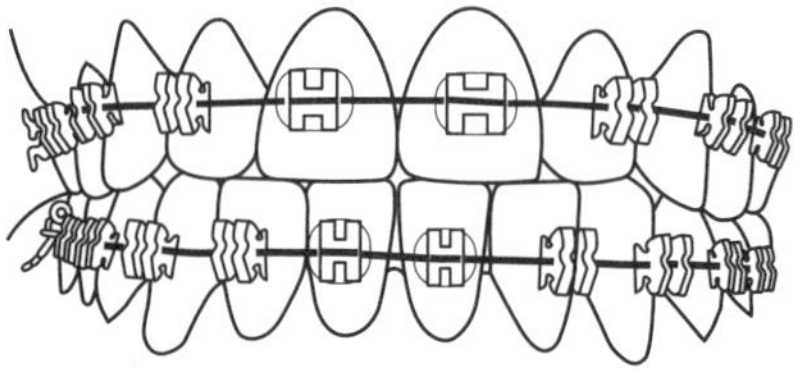

正面

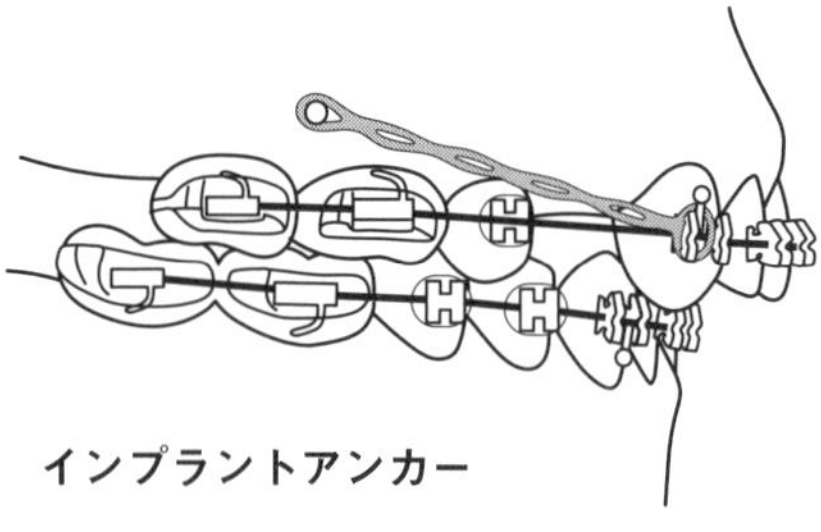

インプラントアンカー

ブラケットやワイヤーは技術が進歩し、歯が動くときの違和感や不快感が少なくなっています。

治療期間は1年半～2年です。1か月に一度程度の通院が必要になります。

メリット

・装置の種類が豊富なので、ほとんどの不正咬合に対応できる
・治療法として確立しているので、動かす歯の部位や症状の制限がない
・装置が舌に触れることがないので、ものをかんだり、発音したりすることの障害にならない
・見える部分に装置がついているのでブラッシングがしやすい
・舌側矯正に比べて細かな調整が可能で、治療期間が短くてすむ
・他の方法に比べて費用が安価

デメリット

・金属のシルバーブラケットの場合は装置が目立ってしまい、矯正中であることが気づかれやすい

・食べるものが引っかかりやすいので歯磨きが大変

ワイヤー矯正②セルフライゲーションシステム

特徴

歯を短期間に動かせる矯正装置と注目されているのがセルフライゲーションシステムです。近年、「歯とその周辺組織はゆるやかな力を加えた方が早く移動する」という新しい考え方が提唱されました。

セルフライゲーションシステムはこの考え方にもとづき、ワイヤーをブラケットに結紮《けっさつ》固定せずに挟み込む構造にすることによって、ワイヤーとブラケットの摩擦を極力小さくすることで弱い力を断続的にかけることができ、歯の周囲の組織の新陳代謝

を促して歯列を移動させます。

一般的なブラケットとは違い、ブラケット内をワイヤーが自由に動く仕組みになっていて、歯を大きく移動させることができます。

また、痛みが少ないというのもセルフライゲーションシステムの特徴です。

一般的なマルチブラケット法では、ブラケットとワイヤーをゴムで完全に固定します。そのため、ワイヤーで引っ張る力が大きく、歯にかかる摩擦が大きいため、痛みの出ることが少なくありません。

セルフライゲーションシステムは、装置にワイヤーの脱落を防ぐフタが備わっているので、強く固定する必要がありません。また、形状記憶合金ワイヤーを使うので、ワイヤーで引っ張る力は弱くてすみます。そのため、ブラケットとワイヤーの摩擦力が軽減されており、痛みが少ないのです。

メリット

・弱い力で歯が動くので痛みが少ない
・従来のマルチブラケット法に比べて、矯正期間が短くて済む

デメリット

・一般的な表側矯正よりも費用がかかる
・装置がやや大きくなるので目立ちやすい

●舌側（裏側）矯正

特徴

歯の裏側（舌側）に矯正装置を取り付ける矯正治療です。リンガルブラケット矯正とも呼ばれます。歯の裏側に装置を取り付けるので、口を開けたときに装置が見えないというメリットがあります。

歯の裏側は表側と違って複雑な形をしています。表側矯正の場合は目視で位置を確認しながら歯にブラケットを装着します。しかし、裏側の場合はこれができないため、ブラケットがきれいに並んだ状態の模型を作成し、そこで決定したブラケットの位置を口のなかで正確に再現して装着します。

この方法は「インダイレクトボンディング（間接接着法）」と呼ばれます。舌側矯正ではこの方法によるブラケットポジショニングの正確さが求められます。

以前は、表側矯正よりもきれいに矯正できないと言われていましたが、インダイレクトボンディングにより舌側矯正の治療の質は上がりました。

ただし、表側矯正に比べると、手間がかかり、技術的に難しい部分のあることは事実です。

舌側矯正では、歯の裏側に装置を付けるため、とくに下あごでは舌の入るスペースがやや狭くなります。そのため、慣れるまでは話しにくさを感じる場合もあるでしょう。

なお、セルフライゲーションシステムによる舌側矯正もあり、痛みは軽減されます。
また、舌側矯正では前歯だけの部分矯正も可能です。

メリット

・矯正装置が目立たない
・食事のストレスが少ない
・歯の表のエナメル質を傷めない

デメリット

・装置を取り付けた直後は違和感があったり、話しにくいことがある
・歯磨きがしにくい。とくに下の前歯の裏側は歯石が付きやすいので注意が必要
・表側矯正に比べて費用が高い

ハーフリンガル矯正

特徴

上の歯列のみ裏側に装置を付け、下の歯は表側に装置を付ける方法です。上半分だけリンガル矯正にするので、ハーフリンガル矯正と呼ばれています。

普通、笑ったときなどに見えるのはほとんどが上の歯列です。ですから、下の歯は表側に装置が付いていてもさほど目立ちません。

前述したように、下の歯を裏側矯正にすると、舌の入る部分が狭くなって発音障害の出る場合があります。また、舌の裏側矯正では舌が傷つくリスクもあります。ハーフリンガル矯正では、下の歯を表側矯正にするためにこれらのトラブルを防ぐことができます。

費用は、表側矯正よりは高く、裏側矯正よりは割安です。費用を抑えて舌側矯正を行いたい人はこの方法を選びます。

治療期間は表側矯正に比べると若干長くなります。

メリット

・表側矯正よりも目立ちにくい
・発音障害がほとんどない
・裏側矯正よりも費用が安く済む
・舌が装置にあたる違和感を軽減できる
・上の前歯を後方に動かしやすい

デメリット

・表側矯正よりも割高
・装着直後は多少の違和感がある

●床矯正

特徴

床矯正は主に乳歯と永久歯が混在している混合歯列期（6～11歳くらい）の子どもが対象になります。

取り外し式のプレート（義歯のようなもの）を装着して、あごを広げ、歯を動かす方法です。床矯正装置は、歯を動かすためのバネと拡大用のスクリューを組み込んだものです。

床矯正でできるのは、歯列の横幅を広げて歯を並べるスペースをつくることと、内側から外側に向けて歯を押して並べることです。

装置に埋め込まれた拡大ネジを徐々に広げていくことで、歯列を横にゆっくり拡大して歯を並べるスペースを確保します。歯列が広がったところで、内側に入り込んだ歯をバネによって外側に押して歯列を整えます。

基本的に床矯正では歯を一方向にしか移動できないので、あごを広げる装置と歯を

図 11 床矯正

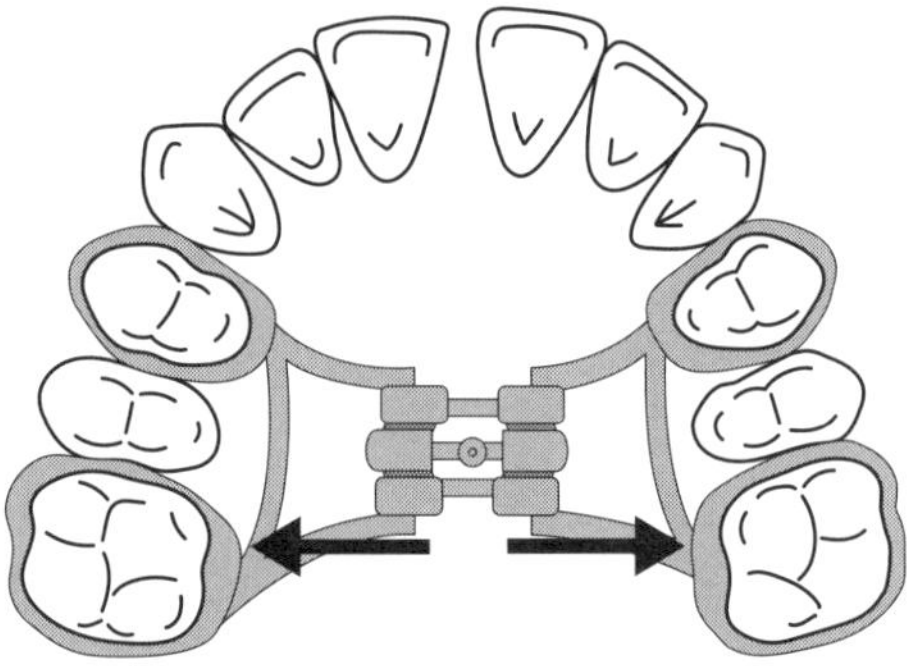

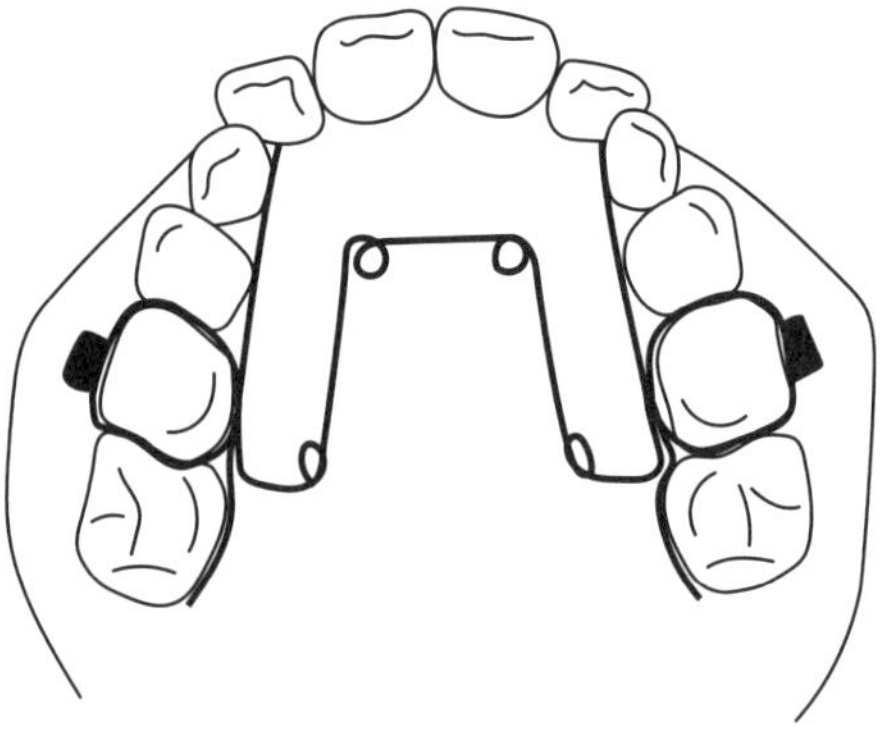

押し出す装置をいくつか組み合わせて治療します。

子どもはまだあごの骨が成長する可能性があり、歯も動かしやすいため床矯正が適用されることが少なくありません。

1日8時間以上の装着が必要になります。

メリット

・抜歯をしないで矯正治療をできる可能性が広がる
・痛みが少ない
・取り外しができるので食事や歯磨きがしやすい
・ワイヤー矯正に比べて費用が安い

デメリット

・装置を自分で装着する必要がある

・装置を付け始めたばかりの頃は多少話しづらくなることがある
・一つの装置では単純な力しか与えられないので複雑な歯の移動には向かず、複数の装置が必要になることもある
・床装置のみでは完全に歯列を整えることができないこともあり、ワイヤー矯正などとの併用が必要になる場合がある

●マウスピース矯正

特徴

ブラケットやワイヤーを使わず、透明なプラスチック製のマウスピースを食事と歯磨き以外のときに装着して歯を動かす方法です。

骨吸収と骨形成を繰り返しながら歯が動くメカニズムを生かし、マウスピースを1日の一定時間装着することで少しずつ歯を動かしていきます。そして、段階を踏んでマウスピースを交換しながら、目標の歯並びに矯正します。

図 12 マウスピース矯正

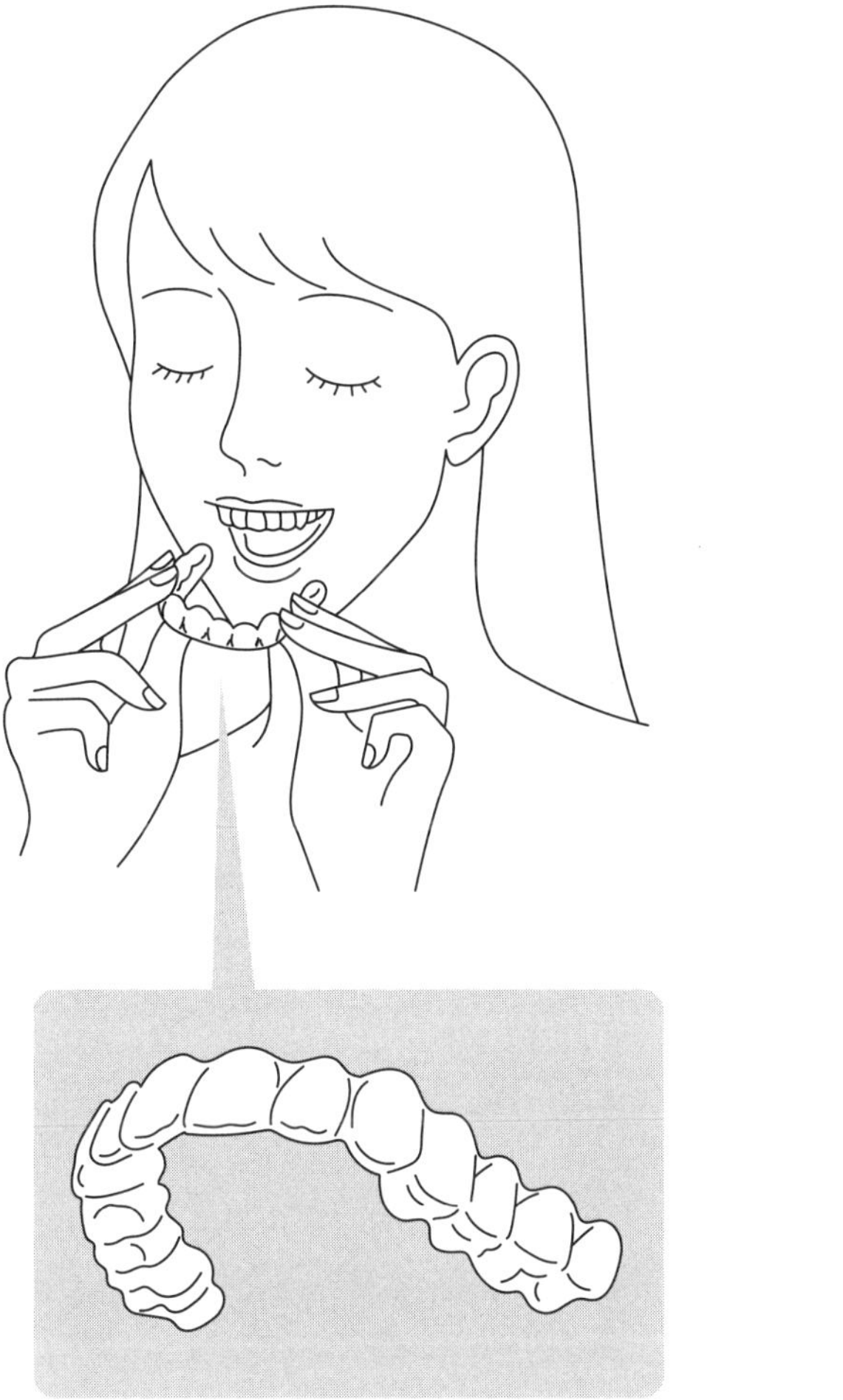

最大の特徴は「目立ちにくい」ということです。

また、歯列の型取りをして、個人個人に合わせたオリジナルのマウスピース矯正装置を作るので、力が加わりすぎて強い痛みを感じることもありません。

マウスピース矯正の場合、一度に歯を動かす限界が決まっており、1つのマウスピースを装着して動かすことのできる歯の移動量は0・2〜0・25㎜です。

マウスピース矯正のシステムにはいくつかの種類がありますが、残念ながらすべてのマウスピースで期待できる効果が得られるわけではありません。

そんななか、私が強くお勧めしたいのが、インビザラインおよびインビザラインｇｏです。

マウスピース矯正では一般に、矯正の段階ごとに歯の型をとり、歯科技工士がハンドメイドで装置を作ります。

一方、インビザラインおよびインビザラインｇｏは、３Ｄを取り入れた最先端技術を用いた治療システムで、担当医がイメージする治療のゴールを設定することで、コンピュータが初診時からゴールまで歯並びまでを正確にシミュレーションし、初回の1回の検査で治療期間中のすべてのマウスピースを作製できます。そのため、通院が2〜3か月に一度ですみます。

メリット

- 透明なので目立たない
- 自由に取り外しができる
- 口内を傷つけない
- 痛みがほとんどない
- 金属アレルギーの心配がない

デメリット

- 適応できないケースがある

・取り外しを自分で行うため自己管理が重要であり、途中でやめてしまうケースもある
・マウスピースの使用状況によって治療期間に個人差がある

インプラント矯正(アンカースクリュー矯正)

特徴

一般的な舌側矯正では奥歯を支点にして歯を動かします。しかし、歯を大きく移動させようとすると奥歯自体も動いてしまいます。こうした問題を解決するのがインプラント矯正です。

これは、歯科矯正用アンカースクリューという小さなスクリュー(ネジ)を歯ぐきの骨の部分に埋め込んで、歯を動かす際の固定源にする方法です。舌側矯正と組み合わせることで、さまざまな重度の不正咬合にも対応できます。

スクリューを支点に引っ張ることで、歯の動きが安定し、スムーズに動きます。

なお、インプラント矯正は、歯がなくなった場合に歯の代わりに埋め込む通常のインプラント治療とは全く異なるものです。

方法は次のようなものです。

たとえば、小臼歯を抜歯して前歯を後方に下げるときには前歯と奥歯が引っ張り合います。このとき、前歯が下がるとともに、反作用で奥歯が前にずれてくることがあります。その際、奥歯の手前にアンカースクリューを埋め入れることで、強固な固定源を得ることができ、奥歯は前にずれることなく、前歯だけを大きく後ろに動かすことができます。

スクリューを埋め込む手術の手順としては、わずかに局所麻酔をして、切開は行わず、スクリューをドライバーで入れていきます。出血もほとんどありません。処置時間は1本あたり5～10分程度です。

歯を動かしたあとにはスクリューを抜きます。スクリューを抜くときは麻酔は必要ありません。

なお、スクリューは人体に害のないチタンでできています。

メリット

・通常の矯正治療よりも大きく歯を動かすことができる
・治療期間を短縮できる
・奥歯を後ろに動かすことができるので、従来は小臼歯抜歯が必要なケースでも、抜歯を回避できる可能性が高い

デメリット

・まれにアンカースクリューの動揺や脱落が起こる
・慣れるまではスクリューの頭の部分が頬の裏側や舌に当たって痛いこともある
・スクリューのまわりの部分の清掃が不十分だと炎症を起こすことがある
・アンカースクリューの費用が別途かかる

小児矯正

特徴

歯は大人でも子どもでも動きます。

歯列矯正治療は、歯の生え変わりを目安として「第1期治療（乳歯列・混合歯列）」と「第2期治療（永久歯列）」に分けられます。このうち第1期治療が小児矯正です。

小児矯正の目的は、永久歯がすべて生え揃ったときに正しいかみ合わせをつくることです。

小児矯正に適した時期は一般に6歳から14歳までと言われます。永久歯が生え揃う前に矯正を行う方が、柔軟な矯正ができるからです。

しかし、子どものあごの成長は個人差が大きく、予測できないこともあるので、必ずしも小児矯正を行ったからといって大人になってからの矯正が必要なくなるわけではありません。

子どもの矯正では床矯正装置が主に用いられます。

混合歯列期に床矯正で歯列を拡大しても、必ずしもきれいな歯並びになるわけではありません。床矯正では大雑把な歯の移動しかできないからです。したがって、ほとんどの場合は永久歯が生え揃ってから仕上げの矯正治療が必要になります。

床矯正だけで歯並びがきれいになったという人は、そもそも子どもの頃の矯正治療が必要なかったのかもしれません。

以前から「子どもの矯正は年齢が早いほど効果的」と言う歯科医師も少なくありません。しかし、これは必ずしも正しくはありません。早く治療をしても意味がないケースも少なくないからです。たとえば、叢生だけが問題だという場合、矯正治療は必要のないこともあります。

そもそも乳歯と永久歯は別のものなので、乳歯を矯正しても永久歯が同じように並ぶとは限りません。

たとえば、日本歯科矯正専門医学会は2016年9月に発表した歯科矯正診療ガイドラインのなかで次のように明記しています。

〈上顎前歯が前突した小児（7歳から11歳）に対し、早期矯正治療を行わないことを強く推奨する〉

矯正先進国のアメリカでも、10歳以前に矯正を行うケースは少ないとの指摘もあります。子どもに矯正治療を受けさせる必要性や時期については、慎重に考えておく必要があるでしょう。

メリット

・大人になって矯正する場合に抜歯のリスクが減る
・あごの成長のバランスを整えることができる

デメリット

・子どもの生活に負担がかかる
・あごの骨の成長が終わる15歳前後まで経過を見るため矯正期間が長くなる

・小児矯正を行っても、大人になってから再度の矯正が必要になるケースもある
・矯正中は虫歯になりやすくなるので、歯磨きなどのケアを念入りに行わなければならない

矯正治療後の後戻りを防ぐ「リテーナー」

矯正治療が終わったばかりの時期は、歯の根を支える部分が動きやすい状態にあり、整った歯並びが後戻りしてしまう可能性があります。

矯正装置の装着をやめるとその負荷から解放されるため、歯が元の位置に向けて動いてしまうのです。また、舌で歯を押すクセや唇をかむクセがあると、歯に不適切な力がかかり、整った歯列がまた乱れてしまいます。

歯の後戻りは、歯列が整っているように見えても、歯を支えるあごの骨はまだ十分

に固まっていないために起こります。

ですから、矯正治療が終了すると一定期間「保定」が必要になり、きれいな歯並びを安定させるために「リテーナー(保定装置)」を作成して装着します。

リテーナーは歯の安定を保つために必須であり、歯が動きやすい状況が終わるまで付け続けることが大切です。

保定期間には個人差があり、おおむね1~3年になります。一般に、矯正治療を行った期間と同じくらい装着する必要があると言われています。

リテーナーの多くは取り外し式ですが、最初のうちは24時間装着したままにします。歯が安定してきたら、装着時間は徐々に短くなっていきます。

リテーナーにはいくつかの種類があります。歯の表面をワイヤーで固定して内側にプラスチックのプレートがついている「床タイプ」、歯の裏側に細い針金を接着して固定する取り外し不可の「ワイヤータイプ（F·i x タイプ)」、クリアリテーナーと呼ばれる透明な「マウスピースタイプ」などです。

リテーナーをしばらく装着しないと歯並びが再び乱れ始め、場合によっては再矯正が必要になることもあります。

矯正治療には、矯正装置を付けて歯並びを整える期間と、整った歯並びを固定する期間があるということを覚えておいてください。

長い矯正期間が終わった後に、また装置を付けなければならないのは面倒だと思いますが、歯を動かないように固定する大事な段階なので、ぜひ頑張って装着してほしいと思います。

長年の臨床でたどり着いた最高の矯正歯科治療 ——インビザライン、インビザラインgo

本章ではさまざまな矯正の方法や装置について紹介してきましたが、私の考える矯正装置の代表格はインビザライン、インビザラインｇｏです。

いずれも、患者さん一人ひとりのためにカスタムオーダーで作られる矯正装置です。形状の異なる複数のマウスピースを段階的に続けて使うことで歯の移動を行います。

１日20時間以上装着して歯を徐々に移動させ、１～２週間ごとに新しいマウスピースに交換します。

インビザライン、インビザラインｇｏは、世界的に見ても最も技術的に優れたマウスピース矯正です。

その技術は次の３つに集約されるでしょう。

①独自の素材

独自のアライナー素材により、歯を効率的に移動させるための弱い力が持続的にかかります。

②移動の正確なコントロール

３Ｄ治療計画ソフトウェアにより、治療開始から完了までの歯の移動を完璧にシミュレーションし、マウスピースにはその予測を実現するための機能が備わっています。

③歯の移動を実行するためのアライナーの形状

これまでインビザラインで行われた矯正治療の膨大な臨床データと高度な計算によって、最適な歯の移動の方法とそれに合わせたアライナーの形状を決定します。

実は一時、ネットなどで「マウスピース矯正には効果がない」という悪評が広まりました。

実際、日本製のマウスピースによる矯正では効果のない場合もあります。

インビザラインは１９９９年にアメリカで提供が始まりましたが、日本へ導入されたのは２００６年でした。

その間、インビザラインを真似たマウスピース矯正が日本でいくつか発売されました。しかし、いずれも治療効果が高くなかったために、あたかもマウスピース矯正すべてに効果がないという誤解が広まってしまったのです。

国内で開発されたマウスピース矯正と、インビザラインおよびインビザラインｇｏは全く違うものだということを知ってほしいと思います。

インビザライン、インビザラインｇｏについて詳しくは次章で述べていきます。

第3章

最新の矯正歯科治療「インビザラインgo」

3D治療計画シミュレーションとCAD／CAMを融合させた「インビザライン」

繰り返し述べているように、数あるマウスピース矯正のなかでも最も先進的な治療と言えるのがインビザラインおよびインビザラインｇｏです。

１９９７年にアメリカで開発されたインビザラインは、最新の歯科矯正理論と独自の３Ｄ治療計画シミュレーションやＣＡＤ／ＣＡＭなどの最先端技術を融合させた全く新しいタイプの矯正歯科治療のシステムです。

１９９８年にアメリカ食品医薬品局（ＦＤＡ）から医療品として認可され、１９９９年からアメリカ国内で販売が開始されました。そして、２００６年に日本での提供がスタートしました。

この画期的な矯正システムの登場により、それまでの矯正歯科治療の概念が一新されました。

その特徴は、ワイヤーもブラケットも一切使わず、薄くて透明な医療用ポリウレタン製のマウスピース型アライナーで歯を矯正するため、見た目を気にすることなく治療を受けられるということです。

取り外し式なので、治療期間中も普段どおりに食事や歯のお手入れができることも大きな利点です。

そして、インビザラインの最大の特徴は、「クリンチェック」というアライン・テクノロジー社独自のソフトウェアを用いることで治療計画をコンピュータ上で3Dシミュレーションできるため、患者さんは治療開始時から終了時までの歯の動きを視覚的に確認できるということです。

この3Dコンピュータ・シミュレーション技術と、最先端の製造テクノロジーであるCAD／CAMを融合させていることもインビザラインの大きな特徴です。

CAD／CAMというのは、製品の設計から製造までをコンピュータで一括して行うシステムです。

これは、３Ｄプリンターにも使われている技術です。作りたいものの形をコンピュータで設計すると、３Ｄプリンターが設計どおりに素材を何層にも重ねて、自動的に立体の造形物を作り出すことができます。

インビザライン・システムでは、少しずつ形状の異なる（歯の位置の異なる）複数のアライナーを1～2週間ごとに新しいものに交換して装着しますが、光造形によってカスタムメイドで段階的に使うアライナーを一度に製造します。ですから、すべてのアライナーを治療開始時に患者さんにお渡しすることができます。

そのため、治療計画どおりに歯が動いていれば、何度も通院する必要がありません。

インビザラインの場合、矯正期間は通常のワイヤー矯正などよりも短くて済みます。不正咬合の状態にもよりますが、治療期間は9か月～2年、平均すると1年4か月程度です。

「インビザラインgo」ならわずか5か月で矯正が完了する

矯正治療をお考えの患者さんのニーズにはどういうものがあるでしょうか？
おそらく次のような希望を持っていると思われます。

「きれいな歯並びを手に入れたい」
「目立たない矯正治療法がいい」
「なるべく治療期間を短くしたい」
「楽に治療を進めたい」
「治療コストを抑えたい」
「1か所の治療ですべてを済ませたい」

こうしたニーズのすべてを満たす矯正治療が、「インビザラインｇｏ」によるマウスピース矯正です。

前述したインビザラインの特徴やメリットは、すべてインビザラインｇｏにも当てはまります。そして、インビザラインｇｏはインビザラインをさらに進化させたものとなっています。

インビザラインｇｏの最大の特徴は、矯正期間がインビザラインよりもさらに短縮されており、わずか「3・5～5か月」で矯正治療を終えることができるという点です。アライナーは1週間ごとに交換します。

インビザラインでは治療期間が最大2年に及びます。そのいちばんの理由は、まず上下の奥の2本の歯、すなわち第一大臼歯（6番）と第二大臼歯（7番）を動かしてかみ合わせを組み立て、そこから矯正を始めるからです。実は、他の歯と比べて6番と7番は動かすのに非常に時間がかかります。

それに対して、インビザラインｇｏでは動かすのが難しい6番と7番は動かさず、上下の第二小臼歯（５番）より前の歯だけを移動させせます。２本の奥歯を動かさなくても、それより前の歯を整えれば審美的には全く問題がないからです。

つまり、動きにくい６番と７番（上下左右の計８本）を動かさないので治療期間が短くて済むのです。

さらに、奥歯（６番と７番）を動かさないと、前歯を動かす際の固定元がしっかり確保できるため前歯部は格段に早く動くのです。そのため、インビザラインｇｏでは矯正期間が大幅に短縮できるのです。

ですから、奥歯のかみ合わせが気になるという方にはインビザラインｇｏはお勧めしていません。インビザラインかワイヤー矯正が必要になります。

ただし、奥歯のかみ合わせを変えるために矯正治療を受けようと思い立つ方はまずいません。銀歯やセラミックの被せものをすれば済むからです。

矯正治療の相談に見える方の最大の動機は「見た目」の矯正です。インビザラインｇｏは他の矯正治療に比べて、ごく短期間で「きれいな歯並びを手に入れたい」という多くの患者さんの希望を叶えることができます。

インビザラインｇｏは、奥歯のかみ合わせには不満を抱いていないけれども、前歯の歯並びをきれいにしたいと思っている人にはぴったりの矯正治療です。

インビザラインgoの優れた特徴

次に、インビザラインｇｏの特徴を改めて説明しましょう。

①治療経過やゴールを3Dシミュレーションで確認できる

インビザラインｇｏと他のマウスピース矯正とのいちばんの違いは、治療開始前にコンピュータで患者さんの歯を３Ｄモデリングして治療シミュレーションを行うという点です。

９００万人以上ものビッグデータをもとにＡＩ（人工知能）によって行われるこのシミュレーションは、人間の予測を超えるもので、個々の患者さんに合った最良の治療戦略を導き出してくれます。

患者さんが初回受診すると、カウンセリングや検査を行った上で、担当医が治療計画を立てます。そして、検査データと治療計画はアメリカのアライン・テクノロジー社へ送られます。アライン・テクノロジー社には矯正治療の専門チームがあり、そのスタッフが担当医の意向に沿った治療計画の３Ｄシミュレーションを作成します。担当医はそのシミュレーションに調整を加え、最適な治療計画を完成させます。

患者さんは、パソコンの画面上で３Ｄ動画による治療シミュレーションを確認しながら、担当医から説明を受けます。

３Ｄ画像を通して一本一本の歯がどう動いていくのか、最終的にどんな歯並びになるのか、どのくらいの治療期間がかかるのかなどが事前に確認できるので、患者さんは不安も少なく、納得した上で治療に臨むことができます。

②すべてのアライナーは一括で作られ、治療開始時に渡される

インビザラインｇｏのもう一つの大きな特徴は、アライナーは患者さん一人ひとりの歯に合わせてＣＡＤ／ＣＡＭを使って設計・製造されることです。

他のマウスピース矯正では、段階的にマウスピースを変えていくために月に１～２回通院し、そのつど歯型を採って、歯科医師が歯の動きを予測して模型を作り、それをもとに歯科技工士が一つひとつ手作業でマウスピースを作成します。そのため、精度の高いマウスピースができるかどうかは、歯科医師と歯科技工士双方の技術に左右される部分も少なくありません。

しかし、インビザラインｇｏでは、最初にパソコンで治療開始から終了までの歯の状態を段階的に予測した３Ｄモデルを作成し、ＣＡＤ／ＣＡＭで設計・製造するため、安定した品質のマウスピースを作ることが可能になっています。

そして、手作業では不可能だった０・２～０・25㎜という細かな範囲で歯を動かしていくことができます。歯が動きすぎることがないため、痛みもきわめて少なく、３

Ｄシミュレーションによる治療計画どおりの高精度のアライナーが作られます。

インビザラインｇｏシステムでは、形状の異なる複数のアライナーを1～2週間ごとに順次交換していき、少しずつ歯を動かしていきます。一般的な設定では、１つのアライナーあたりの歯の移動量は０・25㎜です。

順次使用していくすべてのアライナーは最初に一括して製造され、患者さんには初回治療時に全段階のアライナーが渡されます。

③矯正治療のなかで治療期間が最も短い

インビザラインｇｏの最大のアドバンテージは矯正期間が短縮できることです。早ければ2～3か月、最長でも5か月で治療が終わります。

これは他の矯正治療の方法に比べると、考えられないほどの早さです。患者さんのなかには「5か月で歯が動くなんて最初は疑ったけど」と前置きして、「本当にこんなに早く歯並びが整ったのですごいと思いました」とおっしゃる方もいます。

インビザラインｇｏの治療は最長で5か月です。それ以上のコースはありません。患者さんには、最初の段階で口腔内をスキャンして治療後にどうなるかを画像で示し、最終的な結果予測を見ていただいて矯正治療を受けるか受けないかを決めていただきます。

スキャンが終わって3分ほどで、どこまで歯並びを整えられるかをその場で見せることができます。

そのゴールまでの期間は必ずしも5か月とは限らないわけです。最初から明確なことは言えませんが、3か月半くらいでその状態まで持っていける場合もあります。その目安を患者さんにお話しすることもあります。ある患者さんは、なんと7週でゴールの状態まで到達しました。患者さんはもちろん、私自身も驚きました。

インビザラインｇｏシステムでは、アライナーを1〜2週間ごとに交換します。1週間を1ステージの治療とするため、最大で20ステージで治療が終了することになります。

もちろん、インビザライン同様、マウスピース作成のための通院は基本的に少なくて済みます。ただし、当クリニックの場合、患者さんの状態を細かく観察したいと考えており、基本的に月1回の通院をお勧めしています。

④薄く透明なマウスピースなので目立たない

インビザラインｇｏのアライナーは透明で薄く、歯にしっかりとフィットするので目立ちにくく、装着していることを気づかれることはほとんどありません。アライナーの素材はポリウレタン製で、厚さはわずか0・75㎜です。

また、２０１３年以降のインビザラインではアライナーには新素材「スマートトラック」が採用されています。従来の素材に比べて柔軟で弾性が高く、快適な装着感を実現しました。この新素材によりアライナーはこれまで以上に目立たなく快適になりました。

もちろん、金属の装置と違って口のなかに当たるという感覚はないので、喋ったり歌ったりスポーツをしたりするときも違和感はありません。

⑤取り外しが可能なので普段どおりに食事や歯磨きができる

ワイヤー矯正の場合、矯正装置の周囲に食べかすが付着しやすく、歯磨きもしにくいので、虫歯になるリスクが高いというデメリットがあります。

しかし、インビザラインｇｏでは食事中はアライナーを外すことで、食べかすがアライナーに付着することはありません。また、アライナーを取り外して普通に歯磨きができるので、口のなかを常に清潔に保つことができ、虫歯のリスクは減ります。

⑥痛みが少ない

歯列矯正は、食事もできないほど痛いという話を聞いた人もいるでしょう。

ワイヤー矯正では初めて装置をつけたときやワイヤーの調整を行ったあとは歯の痛みや不快に感じることがあります。痛むのは歯が動いているからで、ワイヤー矯正の場合、調整で強い力が歯にかかることが多く、痛みが大きくなりがちです。

しかし、インビザラインｇｏでは1つのアライナーで歯を動かす距離は0・2㎜前後とごくわずかで歯に対して常に適正な強い力がかかるため、痛みはきわめて少ないのが特徴です。

マウスピースも薄く素材が柔らかいので、口内や舌に当たったりしたときの違和感もほとんどありません。

⑦費用が割安

インビザラインｇｏは他の矯正治療に比べて費用が割安です。一般的な価格は45万円です。

「費用を抑えて矯正治療をしたい」という方にはぴったりの矯正歯科治療です。

ただし、インビザラインｇｏの矯正治療後も保定期間が必要で、リテーナーの費用は別途かかります。

⑧アライナーは1日20～22時間装着する

インビザラインｇｏは１日20～22時間装着することが推奨されています。もちろんそれが理想です。

ただ、さまざまな事情で装着時間が短くなってしまう場合もあるでしょう。

「今日はあまり装着できなかったから治療効果が落ちてしまうのでは？」

そう心配するかもしれませんが、そこまで神経質にならなくてよいでしょう。

１日くらいであれば20時間に届かなくても治療効果が落ちることはありません。ただし、あくまでも基本は食事と寝る時間以外は装着することです。

患者さんには「最低20時間入れてください。できれば22時間入れてください。そうすればもっと歯が動きます」

と指導しています。装着が習慣になることで、ほとんどの方は20～22時間の装着時間を守ってくれます。

矯正期間が５か月と短いことも、１日の装着時間を守ることができる理由です。忍耐力の問題です。患者さんは5か月だけ我慢すれば、最初に3Dシミュレーションの画像で見たきれいな歯並びを手に入れることができると思うので頑張れるのです。

他のマウスピース矯正では、1年が過ぎると飽きてしまい、装着時間が徐々に短くなる人も少なくありません。実は、これがマウスピース矯正を失敗してしまう大きな原因です。

矯正期間の短さは患者さんのモチベーションにもつながるのです。

⑨金属アレルギーの人でも装着できる

金属製のワイヤーとブラケットを使う装置では、装着した際に、金属アレルギーのある人は稀にアレルギー反応が出てしまうことがあります。

しかし、インビザラインｇｏで使うマウスピースは薄いポリウレタンでできており、金属は一切使いません。

したがって、金属アレルギーのある人でも安心して治療することができます。

⑩ブリッジやインプラントが入っていても矯正可能

ワイヤー矯正では一本一本の歯にブラケットとワイヤーを装着して、歯を動かします。その場合、ブリッジやインプラント（人工歯根。インプラント矯正とは異なる）などの治療を行った歯は動かすことができません。ですから、歯並びが気になっても矯正をあきらめなければなりませんでした。

しかし、インビザラインｇｏによる治療は、動かせない歯があっても問題ありません。その部分は動かさずに、動かせる歯だけを1本ずつ微調整することができます。ですから、ブリッジやインプラントが入っていても矯正可能です。

また、歯の表面を薄く削り、ネイルの付け爪のように薄いセラミックの歯を貼り付けて歯の色や形など見た目を改善するラミネートベニアという治療があります。

このラミネートベニアを貼り付けた歯は、ブラケットを付けると割れてしまうことがあるので、ワイヤー矯正は難しいとされています。

インビザラインｇｏであれば、動かす歯と動かさない歯をあらかじめ設定し、動かす歯だけに力を加えることができます。ですから、ラミネートベニアによる治療をしていても矯正治療が可能です。

⑪ホワイトニングも一緒にできる

インビザラインｇｏのマウスピースの内部にホワイトニングジェルを入れれば、矯正治療をしながらホワイトニングをすることも可能です。

また、歯周病治療薬やフッ素を加えれば歯周病や虫歯の予防もできます。

インビザラインgoで矯正できるケースとできないケース

では、インビザラインとインビザラインｇｏはどのように使い分けられているのでしょう？

基本的に、両者は適応が異なります。

インビザラインはほぼすべての不正咬合に対応します。これに対してインビザラインｇｏは軽度の不正咬合に対応しています。とくに、歯並びに関して最も相談の多い軽度の叢生と空隙歯列はインビザラインｇｏのよい適応になります。

他に、インビザラインｇｏの一般的な適応としては、インプラント（人工歯根）治療の前準備、新たなクラウン（被せもの）のサイズに合わせるために歯を整列させる場合もあります。

インビザラインｇｏシステムは、蓄積された900万人以上のビッグデータに基づいて難易度を評価することで適応を決定します。

また、パソコンやiPhone、iPadを用いることで適応する症例を容易に見きわめることができます。

ただし、これはあくまでも〝教科書的〟な説明です。実は、ここから先は矯正歯科医の腕次第ということができます。

もちろん、インビザラインｇｏで矯正するのは難しい重度の不正咬合もあります。たとえば、下顎前突（受け口、反対咬合）で、下の前歯が上の前歯より半分以上出ているケースです。

こうした不正咬合はインビザラインｇｏでもインビザラインでも矯正するのは不可能であり、ワイヤー矯正の適応になります。

しかし、私の個人的な感触では、重度な反対咬合以外、８割方はインビザラインｇｏで矯正が可能です。不正咬合の方で完璧なかみ合わせを求めるのであれば、インビザラインでなければ無理でしょう。

ところが、患者さんの話を聞いてみると、そこまで求めている方は稀です。多くの人は、完全な「かみ合わせ」よりも、「見た目」の歯並びを治したいと考えています。

実際、パソコン画面で治療終了時をシミュレーションした画像を見ていただくと、大臼歯（奥歯）より前の歯を動かしただけで、患者さんが希望する歯並びを実現できることがわかります。

ですから、完璧な正常咬合を目指さなくとも、奥歯を動かさないインビザラインｇｏで十分満足していただけます。

インビザラインｇｏの治療ステップ

①カウンセリング

矯正治療を希望している患者さんは、歯並びが悪いことで多くの悩みを抱えているとともに、矯正治療に対する不安も持っています。

そこで、最初の受診ではカウンセリングを行います。担当医が患者さんの不安や希望を詳しく聞き、歯並びを見て、インビザラインｇｏ治療について説明します。不安や疑問に思うことはどんどん質問しましょう。

「治療のシミュレーションを見てから、インビザラインｇｏを始めるかどうか判断したい」という方にも対応します。

②症例評価(ケースアセスメント)

その患者さんがインビザラインｇｏによる治療に適しているかどうかを判断します。担当医は初診時に患者さんの口腔内写真を撮影し、画像データをアライン・テクノロジー社へアップロードし、インビザラインｇｏの適応性（難易度レベル）を確認します。

担当医はこれをインビザラインｇｏ治療が可能かどうかの判断の目安に利用します。

当クリニックではＡｐｐｌｅ社の「ｉＰａｄ　ｍｉｎｉ」を使って口腔内写真を撮影しています。アップロードするためのウェブサイトやスマートフォン向け専用アプリがあります。

写真は、顔面３枚（正面、正面笑顔、側面）と口腔内５枚（正面、右斜め、左斜め、上あごのかみ合わせ面、下あごのかみ合わせ面）の合計8枚撮ります。それをアップロードすればアライン・テクノロジー社から5分以内に返答が送られてきます。

アライン・テクノロジー社と担当医のやりとりは、すべてインターネットを通じて行われます。この写真撮影による適合性の確認は無料です。

③口腔内スキャン（印象採得）

口のなかの状態を詳しく調べるため、後述するｉＴｅｒｏなどの３Ｄスキャンシステムで口腔内をスキャンしてデジタル３Ｄ画像化し、そのデータをアライン・テクノロジー社へ送ります。

④３Ｄ治療計画の作成

アライン・テクノロジー社が独自に開発した３Ｄ治療計画ソフト「クリンチェック」を活用して、担当医とともに治療計画を作成します。

クリンチェック上では、口腔内写真と見比べながら歯の１本１本の３Ｄ画像について、かみ合わせの位置関係や上下の歯が当たるポイントなどを確認します。そして、その患者さんの治療ゴール（正常な歯並びの状態）を設計し、治療の初期段階から終了時までの１週間ごとの歯の移動について３Ｄシミュレーションが行われます。

なお、歯と歯の間の数字は後述するＩＰＲという補助治療でどのくらい歯を削るかを表しています。「.2」というのは０・２㎜です。

歯の動きの３Ｄシミュレーションの結果は、約３週間でインターネットを通じて担当医のもとへ送られます。

担当医は自院のパソコンにインストールしたクリンチェックソフトウェアで、送られてきたデータを確認します。その後、必要に応じてそのシミュレーションを修正・調整して患者さんに最適な治療計画を完成させます。

旧来の方法だと、修正する場合は最初から石膏モデルを作り直さなければなりませんでしたが、パソコンで簡単に修正できるため時間を大幅に短縮できます。

患者さんは、送られてきたクリンチェック画像で治療の開始から完了まで歯がどのように動いていくのかを3Dで見ることができ、予測される歯の最終位置やおおよその治療期間を確認できます。

この段階で目安となる治療期間と治療費用が決まります。治療計画に同意いただければアメリカのアライン・テクノロジー社にマウスピース製造を発注します。

⑤アライナーの製造・出荷

アライン・テクノロジー社で、個々の患者さん用にカスタマイズされたアライナーが製造されます。

具体的には、まずCAD／CAM技術（光造形技術）により、歯が動く各段階を再現する立体モデルを3Dプリンターで作成します。次に、そのモデルを元に、圧縮装置を使った自動成形で、治療開始時から終了時までの1つひとつのアライナーが一度に製造されます。アライナーは研磨・殺菌消毒されて1つずつパッケージされます。

製造依頼から10日～2週間ほどで、すべての治療段階のアライナー一式が担当医のクリニックに郵送されます。

⑥治療開始(アライナーの装着)

担当医からすべてのアライナーが患者さんに渡されます。その際、取り扱いの注意や治療中の口腔ケアについて説明を受けます。

さらに、歯科衛生士の指導のもと、患者さんは自分でアライナーを装着する練習を行います。アライナーは手で押したり引っ張ったりして着脱できます。

患者さんは毎日アライナーを装着し、1週間ごとに新しいアライナーに交換します。アライナーの装着は1日20～22時間です。食事や歯磨きのときは外し、それ以外のときは極力装着するようにします。

なお、虫歯や歯周病などがある場合は、アライナーを装着する前にその治療を行います。

アライナーを装着する際は、アライナーを歯にしっかりフィットさせるために「アライナー・チューイ」という補助用品を使います。

アライナー・チューイはシリコン製の丸い棒状の形をしています。アライナーを装着したら、チューイをすべての歯でキュッキュッとかみ込むようにします。新しいアライナーを装着したときは約20分、それ以外は装着するたびに約5分間チューイをかんで、アライナーと歯がしっかりとフィットしていることを確認しましょう。

⑦治療経過の確認

約1か月に一度通院して、治療計画どおりに歯が動いているかを確認します。その際、虫歯や歯周病のチェック、口腔ケアなどを行います。

⑧治療終了と保定

治療が終わると保定期間に入ります。

どの方法で矯正治療を行っても、装置を外すと歯は元の形に戻ろうとします。「歯の後戻り」という現象です。そこで、歯並びが正しい状態で安定するまでの間は、リテーナーを装着します。

インビザラインｇｏによる矯正でも他の治療同様、保定期間が必要で、リテーナーを一定期間装着していただきます。保定期間には個人差があります。

当クリニックではアライン・テクノロジー社が提供する新しい保定装置「ビベラリテーナー」を使用しています。ビベラリテーナーはほとんど透明で目立たない上、耐久性も高いというメリットがあります。もちろん、取り外し可能なマウスピース型なので食事や歯磨きにストレスはありません。インビザラインｇｏと同じように、クリンチェックのデータから作成します。

リテーナーは最初の半年は1日中装着しますが、その後は段階的に装着時間が減っていきます。ですから、矯正治療よりは負担が少ないでしょう。

保定期間中は約6か月に1回のペースで来院してください。

専用の口腔3Dスキャンシステム「·iTero」を活用

インビザラインｇｏで最も重要な治療プロセスの一つは、歯型をそのままスキャンして歯のデータをデジタル化するというものです。

従来は、粘土のような材料で歯型をとって石膏模型を作り、その模型を参考にして歯の形や大きさなどを分析していました。

お口のなかの型取りを「印象採得」と言います。

矯正を開始する際の歯型取りは、以前はシリコン印象採得という方法で行われており、シリコンの材料を使っていました。しかし、シリコン印象はシリコンがのどの奥に流れて気持ちが悪くなったり、固まるまでに5分以上も口を開けたままにしていなければなりませんでした。また、上手く歯型が取れないと、再度やり直しをしなければならないこともあります。

さらに、シリコンで歯型を取る際に変形やゆがみによる誤差が生じやすく、安定した印象採得を行えません。

インビザラインｇｏを成功させるために重要なことは、０・１㎜単位の精密な歯型のデータをとることです。それにより精密なアライナーが作成できるのです。

そこで、２０１１年頃から矯正治療のための光学スキャニングが導入されるようになり、歯型を取る代わりにスキャニングを行う方法が普及してきました。

現在でもインビザラインおよびインビザラインｇｏを行う際に、シリコンによる印象採得を行っているクリニックもあります。

しかし、当クリニックでは、インビザラインｇｏを行うにあたり、口腔内専用の３Ｄスキャニングシステム「ｉＴｅｒｏ」（アイテロ）で、すべての歯の形や大きさを瞬時にデジタルデータにします。所要時間はわずか2～5分程度です。歯型をとる際に苦痛を感じた経験をお持ちの方も多いと思いますが、そうした苦痛とは一切無縁です。

３Ｄスキャンを行うようになって、従来の粘土を用いた方法に比べ、はるかに快適で、精度の高い歯の型取りができるようになりました。

「ｉＴｅｒｏ」でとった歯型のデータは、アメリカのアライン・テクノロジー社へ送られ、独自のソウトウェア「クリンチェック」を用いて治療完了までの歯の動きを３Ｄシミュレーションし、治療計画が作成されます。

なお、当クリニックではこの３Ｄスキャニングシステム「ｉＴｅｒｏ」を３台保有しています。

スキャニングシステム上にはアメリカの約６４０万人分のデータが入っており、３分程度で呼び出すことができます。

矯正の相談に来られた患者さんがインビザラインｇｏあるいはインビザラインの適応かどうかは、実際に歯型のデータをとってアメリカへ送らなくても、スキャンのデータ上である程度知ることができます。そして、治療計画シミュレーションによって、「5か月以内でここまで持っていけます」という予測をお見せすることもできます。

たとえば、下の前歯と3㎜ほどもずれている上顎前突（出っ歯）の患者さんの場合、本人としては完全に前歯がかむようにしてほしいと考えて相談に来ます。しかし、長年前歯でかんだことがないのに、食事のときに上下の前歯が当たるようになったら逆に違和感があります。しかし、上下のずれを1㎜程度にすれば違和感も出ないでしょう。

そこで、コンピュータ上で1㎜程度の上顎前突に調整した画像を患者さんへお見せします。その程度のずれであれば歯並びはだいぶよくなります。外見上、気になるほどの出っ歯ではありません。それで納得いただければインビザラインgoをお勧めしますし、完全なかみ合わせにしたいのであればインビザラインかワイヤー矯正を選んでいただきます。

多くの方は「ここまで歯並びがきれいになるのであればインビザラインgoでお願いします」とおっしゃいます。

アタッチメントとIPRによる補助矯正

インビザラインおよびインビザラインｇｏによる矯正では、適切なステージで、歯の表面にアタッチメントと呼ばれる補助装置を付けて歯の動きをコントロールします。

アタッチメントは厚さ1㎜程度の小さな白いプラスチック素材の突起です。これを歯の外側に付けて凹凸を増やすことで、アライナーが歯に加える力を微調整できるとともに、アライナーの保持力が増加します。

アタッチメントの形はそれぞれの歯で異なりますし、装着する数は個々の患者さんで違ってきます。

アタッチメントの素材は歯と同色のものを用いるため、たくさん装着していてもほとんど気になりません。

クリンチェック画面上では、アライン・テクノロジー社がアタッチメントを自動設置して指示しますが、担当医はそれ以外にアタッチメントが必要な歯、あるいは除去を希望するアタッチメントはないかを確認します。

治療が始まってからアライナーのアタッチメントが外れてしまった場合は、再設置を行います。

また、インビザラインｇｏの補助治療として、ＩＰＲ（歯間削合）という方法もあります。

これは簡単に言うと、歯と歯の間にヤスリをかける処置です。ＩＰＲは歯科クリニックを受診した際に専用の電動ヤスリを使用して行います。

その目的は、歯の表面の硬い組織（エナメル質）を片側の歯につき0・25㎜程度削って、歯と歯の間に歯の移動に必要なスペースを作ることです。ＩＰＲには整った歯列が長期的に安定するという効果もあります。

ＩＰＲはすべてのケースで必要なわけではありません。

「エナメル質を削ると虫歯になるのでは?」という疑問をお持ちの方もいるかと思います。

しかし、その心配はありません。

エナメル質の厚さは1~2㎜ほどあります。IPRで削るのはその4分の1以下の厚みです。

削る量はエナメル質内で0・5㎜以内であればとくに問題はありません。0・25~0・3㎜の範囲なら虫歯になるリスクは少なく、歯と歯の間に最大で8㎜のスペースを確保することができます。

IPRを施した歯面は再石灰化(唾液が溶け出したカルシウムなどを再び歯に戻して結晶化し修復する作用)が起こり、むしろ虫歯に対して強くなるという指摘もあります。

インビザラインgoの補助治療としてIPRを行う場合は、すべてクリンチェックで削る量を設定します。ですから、削りすぎたり、治療後に隙間が残ったりすることはありません。

インビザラインgoは抜歯矯正にも対応

インビザラインｇｏによる矯正では、できる限り抜歯は行いません。しかし、抜歯をした方がよい場合もあります。歯の生える方向や位置に問題があるケースなどです。従来のマウスピース型の矯正装置は抜歯矯正には不向きだと言われています。

しかし、インビザラインｇｏのアライナーの素材はポリウレタンから作られたスマートトラックと呼ばれるアライン・テクノロジー社独自の素材です。従来の素材よりも弾性が高く、歯との適合がよくなりました。

この素材の進歩により、歯をより確実に動かすことができるようになり、それによって抜歯したスペースを埋めることも可能になりました。

もちろん、抜歯を伴うインビザラインｇｏについても、アライン・テクノロジー社のクリンチェック画像で３Ｄシミュレーションを行うことができます。

インビザラインgoによる矯正中の注意

インビザラインｇｏは目立たず、短期間に、簡単にできる矯正治療です。ただし、マウスピース矯正一般に言えることですが、大切なのは自己管理です。とくに重要なのは、アライナーを外しっぱなしにせず、１日の装着時間を守ることと、交換サイクルを守って付け替えることです。

装着時には水以外の飲食物をとらないようにすることも大切です。装着した状態でものを食べるとマウスピースが変形してしまうこともあり、そうなると効果は期待できなくなります。最も悪いのは温かいものや糖質をとることです。

また、装着時に炭酸飲料やジュース、味付きの水などを飲むことは絶対に避けてください。虫歯になりやすくなります。コーヒーも色素沈着の原因になるので装置を付けたままでは飲まないようにしましょう。

アライナーの装着についての注意事項は次のとおりです。

①1日20～22時間装着する
②飲食後はアライナーを装着する前に歯を磨く
③アライナーは飲食時とブラッシング時は取り外す
④アライナーを取り外したら水で洗い、装着時以外はケースに保管する
⑤外出時もアライナーケースを必ず持ち歩き、取り外すときはケースに入れる
⑥必ず決められた期間、装着する
⑦アライナーの交換は夕食後または就寝前に行う
⑧使用後のアライナーは破棄せず、保管しておく（装着時間が少なく歯が動いていな

い場合は前のステージに戻ることもあるため）
⑨アライナーの適合が悪い場合はクリニックに連絡する

インビザラインgoによる矯正は何歳から何歳までできるのか？

ここまでの説明で、インビザラインｇｏがいかに画期的な治療かがおわかりいただけたのではないかと思います。

そこで、ひとつ疑問が湧いてくるのではないでしょうか？

それは「インビザラインｇｏは何歳までできるのか？」ということです。

基本的に、口腔内が健康であれば、年齢制限はありません。いくつになっても遅すぎるということはないのです。

一般には、歯を支えるあごの骨が健康な40歳くらいまでに行うのが理想とされています。しかし最近は、40歳を過ぎてから、それどころか60代になってから矯正治療を始める方もいます。

実際、当クリニックでも10代から60代まで幅広い年齢層の方がインビザラインｇｏによる矯正治療を受けています。

ただし、患者さんの歯の状態にもよりますが、年齢が30歳前の方が歯は動きやすいということは言えます。

矯正治療一般に、治療をスタートさせるのは早ければ早いほどいいと言われています。

しかし、インビザラインｇｏによる治療では、30歳を過ぎても歯は確実に動きます。

では逆に、子どもでもインビザラインｇｏによる矯正はできるのでしょうか？

インビザラインｇｏシステムはもともと成人のための矯正治療法として開発されたものですが、実は10代前半でも始めることは可能です。

子どもの矯正を行う場合、あごの成長が遅いと（下顎部の劣成長）、あごの拡大や前方への成長誘導が必要になります。

インビザラインｇｏを行えば、下顎部（下あご）の拡大や前方誘導であれば、12、13歳までに限って可能なのです。これは従来の矯正治療の常識から考えると、きわめて画期的なことです。

マウスピース矯正で下あごの前方誘導を行うことを専門用語で「エラスティック・ジャンプ」と言います。矯正の最後のステージで大きく歯列が〝ジャンプ〟する現象を指します。

床矯正であごを拡大してからマウスピース矯正を行うと費用が高額になります。しかし、インビザラインｇｏであれば安価な費用で、あごを拡大しながら歯列矯正を行うことができます。

ただし、まだ乳歯がある段階で矯正治療を始めるとよけいな費用がかかります。

ですから、お子さんでインビザラインｇｏの治療を希望する場合、保護者の方へは「永久歯が生え揃ってから始めましょう」とお勧めしています。

矯正治療の成否は歯科医師の腕にかかっている

前述したように、インビザラインｇｏは口腔内写真や歯型データをアメリカの本社に送ると治療計画が作成されます。治療が完全にシステム化・標準化されているわけです。

ですから、あとはそのとおりに患者がアライナーを装着していれば歯並びが治る。そう思う方もいるかもしれません。

しかし、それは大きな誤解です。

どれだけ完璧にシミュレーションできたとしても、それがストレートに治療結果につながるわけではありません。患者さんの歯の性質や生活習慣などが治療に大きな影響を与えます。

そうした不確定要素などを治療計画に加味し、適切に治療を進めていくには経験豊富な最先端の治療に精通した歯科医師の存在がきわめて重要になります。

一例を挙げましょう。

前述したように、マウスピース矯正では奥歯（6番、7番）を動かすには時間がかかります。しかし、奥歯以外にも、実は動きにくい歯があります。とくに、歯がかなり倒れているなど動かすのが難しいケースもあります。

そうした場合でも、決められた期間に歯並びを整えるためには歯科医師の経験値がものを言います。

もちろん、「この歯は動きにくいのです」などということは患者さんには言いません。それはわれわれ歯科医師が知識として知っておけばいいことであり、それでも動かせるという自信のもとに矯正治療を行っているのです。

また、スキャンデータをアライン・テクノロジー社へ送って難易度を確認し、「難しい」と返答が来たケースでも、インビザラインｇｏによる治療が成功する場合もあります。これも歯科医師の経験による部分が大きいのです。

インビザラインｇｏは最先端のマウスピース矯正ですが、決して万能ではありません。その可能性を最大限に引き出すには歯科医師の腕次第という側面があることも覚えておいてほしいと思います。

また、前述したように、インビザラインｇｏシステムの効果を発揮するには、従来のシリコン印象採得による歯型取りでは不十分であり、３Ｄデジタルスキャナーが必須だと考えています。もちろん相当な設備投資は必要になりますが、より良い矯正治療を行うには最新の設備は不可欠なのです。

昔ながらの型取りでは、０・１〜０・２㎜単位のＩＰＲにはとても対応できません。したがって、受診したクリニックがインビザラインｇｏの治療を専門的に行っているかどうかを判断するには、ｉＴｅｒｏなどのデジタルスキャナーを導入しているかどうかも一つの目安になるでしょう。その際、ホームページの情報も参考になります。

さらに、デジタルスキャナーを使ってスキャンをできる歯科衛生士がいるかどうかも歯科医院選びの重要なポイントの一つです。

付章

インビザラインgoの症例

インビザラインgoで美しい歯並びを手に入れた人々

ここでは、インビザラインｇｏによる矯正治療で美しい歯並びを手に入れた４人の事例を紹介したいと思います。いずれも治療への満足度が高く、本書で紹介することをご快諾いただいた方々です。

ただ、ひとつお断りしておきますが、皆さん、自分の歯に対する強いコンプレックスを抱えてはいたものの、多くの患者さんを診てきた歯科医として客観的に見れば、もともとの歯列不正はごく軽度の方ばかりです。

一方、重度の不正咬合があった方は治療前の口腔内写真を掲載することに抵抗があり、書籍で紹介することを躊躇されるというジレンマがあります。

実際には、もっと重度の不正咬合があった多くの人々もインビザラインｇｏにより短期間で見違えるような歯並びを手に入れていることを強調しておきたいと思います。

歯並びがきれいに整って、顔立ちもより美しく

山入端ありさ さん（26歳、女性）

山入端さんは沖縄のテレビやラジオなどで活躍しているタレントさんです。

生まれつき、下の歯の本数が足りず、下の前歯に隙間が空いている状態でした。軽度の空隙歯列ですが、人前に出る仕事ということもあり、以前からすきっ歯がとても気になっていたようです。

来院されたきっかけは当院のＣＭを見たことでした。別の矯正治療を受けた経験もありましたが、満足の行く結果は得られませんでした。しかし、インビザラインｇｏを知って「こんな治療ならぜひ受けたい！」と思ったそうです。

治療中の印象は「マウスピースを付けていても、ほとんどの人が気づかなかった。そのくらい自然なのだと感じました」とのことでした。

ただ、インビザラインｇｏは毎日20～22時間装着することが推奨されていますが、彼女の場合、仕事の都合で装着できない日が週に1～2日ほどありました。そのため、一般的なケースよりも矯正にやや時間がかかってしまいました。

しかし、治療はもちろん成功し、前歯の隙間は矯正され、歯並びはきれいに整いました。でも、それだけではありません。顔つきが明らかに変わったのです。治療によってかみ合わせが正しくなり、ほうれい線が消えて、いわゆるEライン（鼻とアゴを直線で結んだライン）がきれいになった印象があります。

もともと美しい顔立ちでしたが、その美しさにさらに磨きがかかり、第一印象も変わったのではないかと思います。

彼女はインビザラインｇｏによる治療について次のように話してくれました。
「以前は歯並びで悩んでいて、口元を見られるのがすごく嫌で、笑顔にも常に気をつけていました。矯正を始めて、徐々にきれいになっていく自分の歯に少しずつ自信を持ち始めました。ワイヤー治療と違って目立たないので、とくに周りの人に気づかれたくない方にすごくオススメだと思います」

いま彼女には、当クリニックのテレビＣＭに出演していただいています。

山入端ありささん

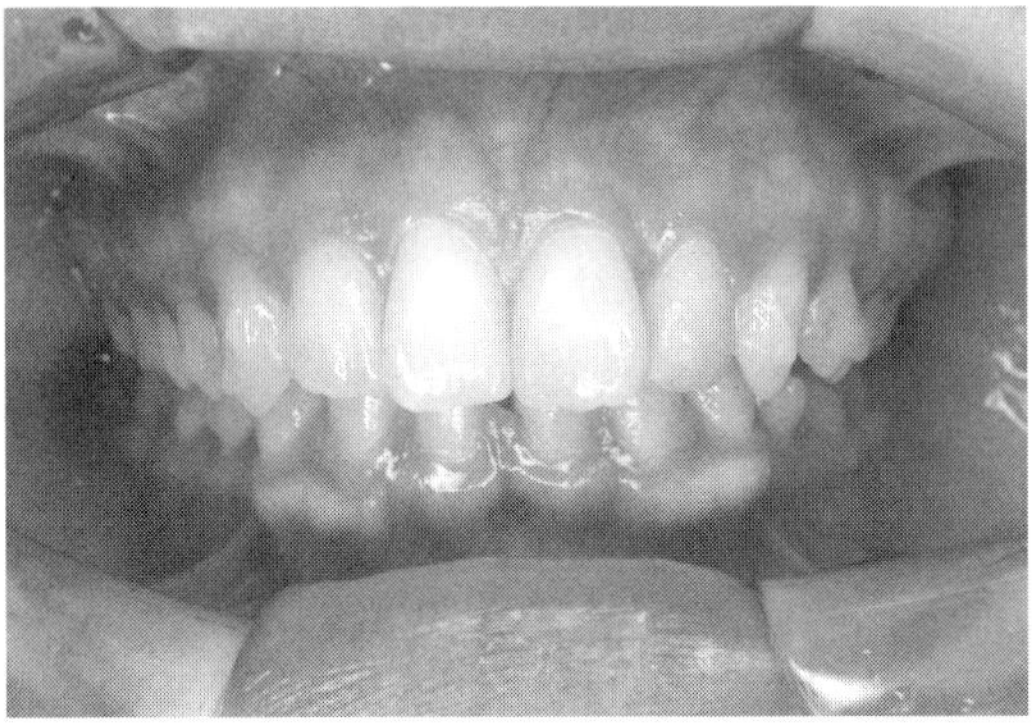

治療前

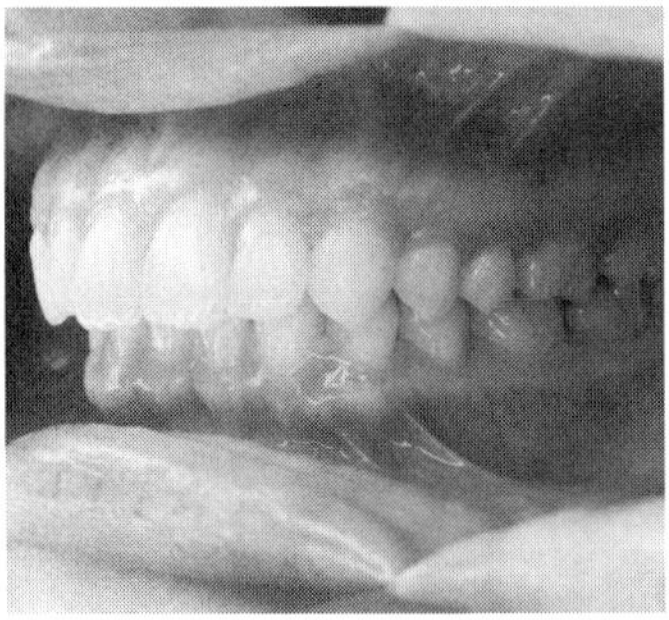

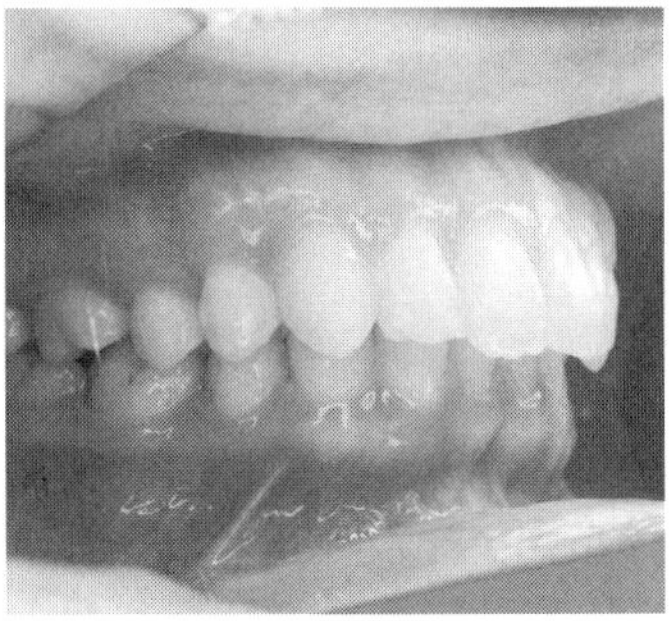

治療後

きれいな歯で結婚式を迎えるという夢を叶えたくて

A・Kさん（24歳、女性）

もともと上下の叢生でかみ合わせが悪い歯並びでした。学生の頃からの悩みのタネで、本人はとくに下の歯並びがバラバラで気になっていたそうです。

インターネットでインビザラインｇｏを知り、当クリニックを受診しました。矯正治療を受けようと思った理由について、彼女は「将来、いつか結婚式を挙げるときに、きれいな歯でそのときを迎えるのが夢だったからです」と話してくれました。

治療はきわめてスムーズに進みました。「毎日、鏡で自分の歯を見て、だんだんきれいになっていくのが嬉しかった」とのことで、月に一度の受診の際もいつもニコニコしていました。

インビザラインｇｏは目立たない矯正なので、友人にあまり気づかれなかったことにも満足していました。

5か月以内に無事治療を終えた彼女は、同じように歯並びに悩んでいる人にこんなメッセージを寄せてくれました。

「歯並びに悩んでいて、人前で思いきり笑うことができなかったり、口を隠してしまったりすることもあると思います。私もそうでした。ぜひ一度、歯科で相談することをオススメします。歯並びがきれいになると、人生のモチベーションが上がります！」

A・Kさん

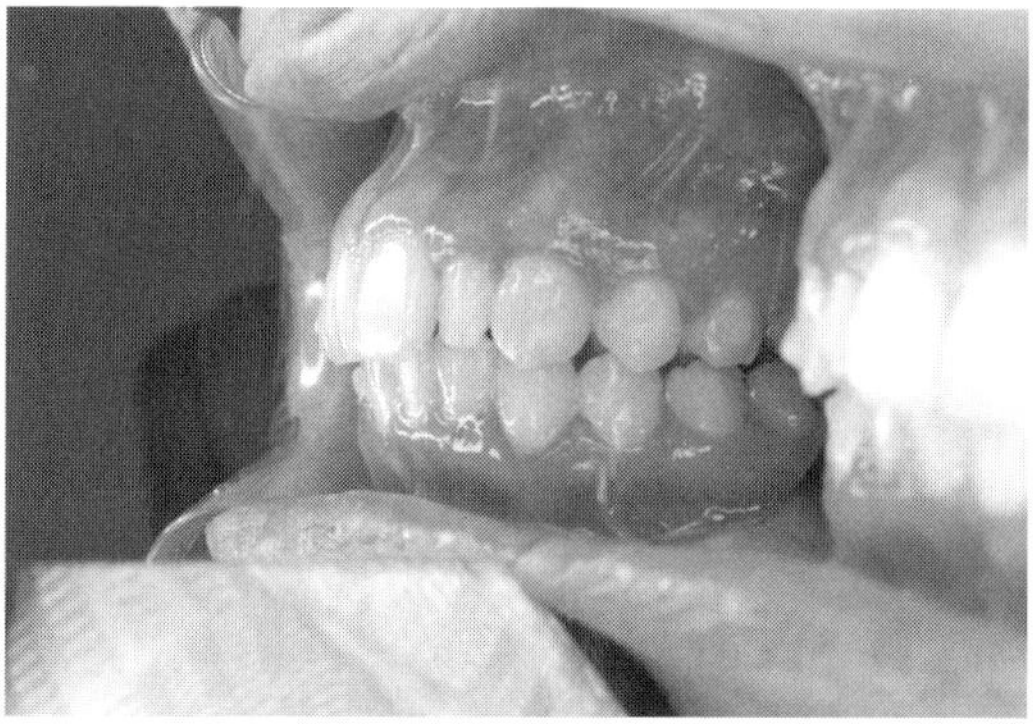

治療前

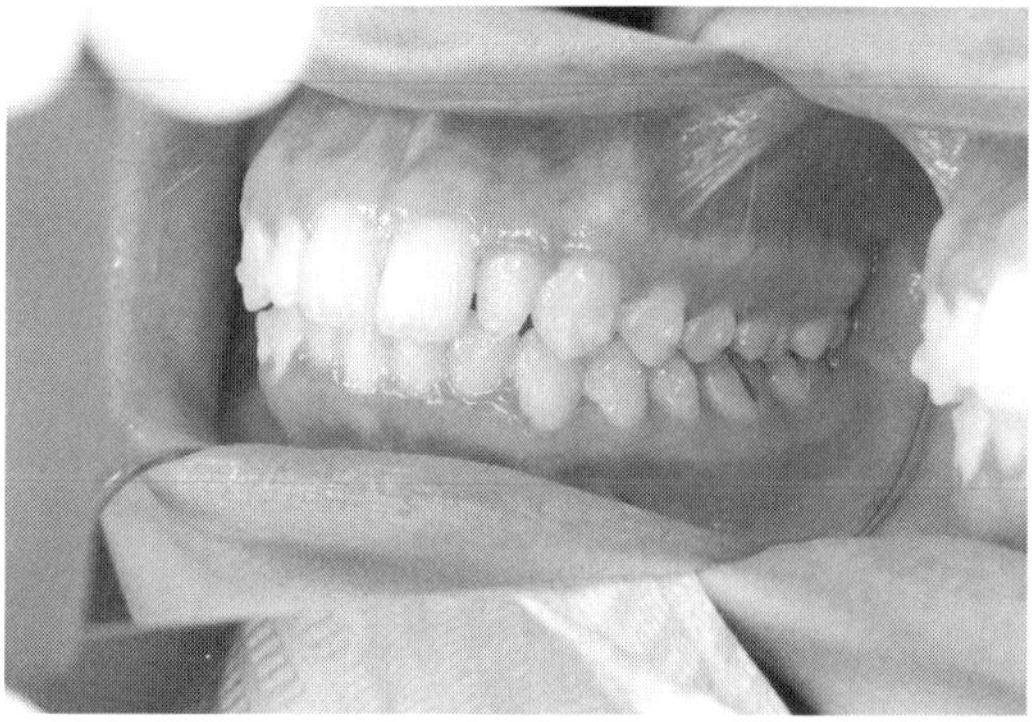

治療後

歯列がきれいになり、顔のゆがみが治った！

K・Kさん
（36歳、男性）

K・Kさんは他県の友人から当クリニックのことを聞いて受診しました。初診でお口のなかを見せてもらうと、前歯がねじれて生えているために、上の前歯2本が「ハ」の字型（スキーのボーゲンのような形）に開いていました。下の前歯4本もガタガタの状態でした。軽度の歯列不正です。彼もまた、歯並びについては長年悩んでいたそうです。

K・Kさんは当クリニックからは遠方に住んでおり、毎回1時間以上かけて通院してくれました。幸い、インビザラインｇｏは基本的に月に1回の受診で済むので、こうしたケースでも負担はそれほど大きくはないと思います。

5か月以内で治療を終え、きれいな歯並びに変わりました。彼の場合も、歯並びだけではなく、治療後に顔貌も変わりました。

以前から、顔のゆがみが気になっていたそうですが、「フェイスラインがすっきりときれいになり、顔のゆがみが治った」と大変喜んでおられました。「本で紹介するのなら顔写真を載せてもいい」とおっしゃっていたほどです。

インビザラインｇｏの治療の印象を聞くと、「誰にも気づかれないうちに治療が終わっていた。早いし、安い。歯並びも顔つきもきれいになり、みんなに自慢したいくらいです」と誇らしげに話してくれました。

K・Kさん

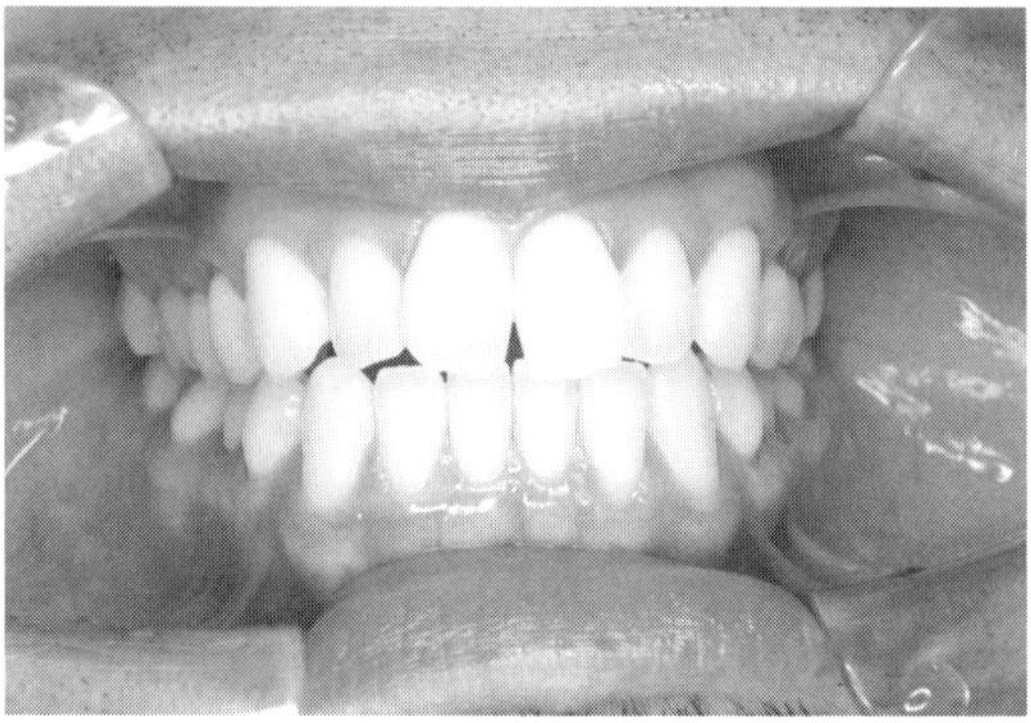

治療前

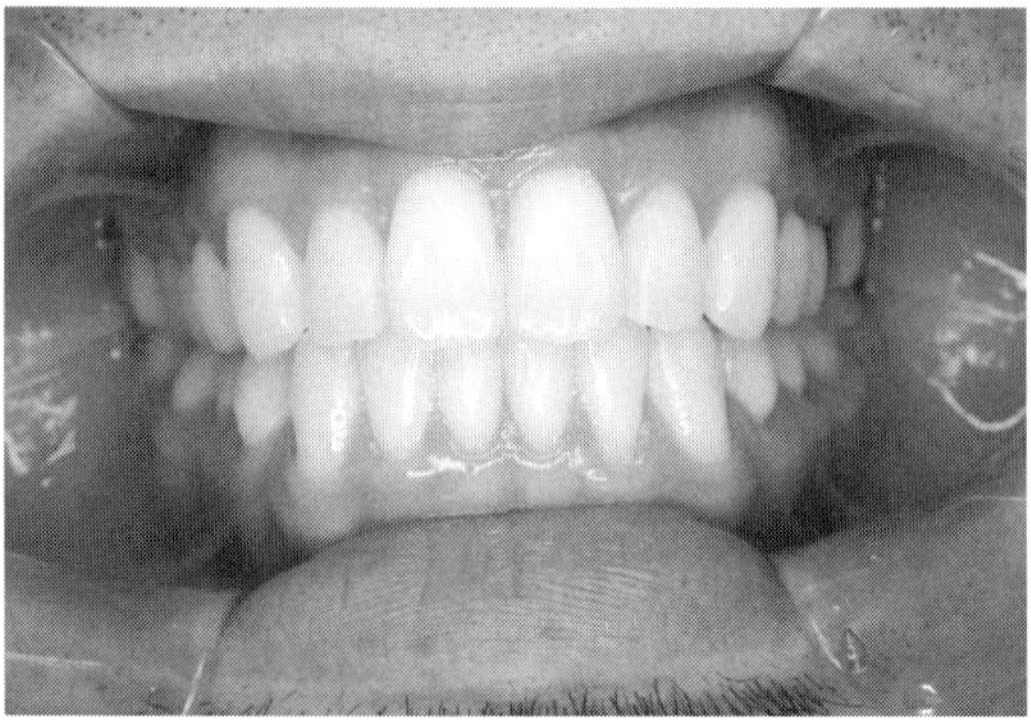

治療後

歯並びが整って印象が変わり営業の仕事にも好影響が

M・Mさん
（23歳、男性）

上の前歯2本の間に隙間がありました。軽度の空隙歯列ですが、M・Mさんの仕事は営業職のため、ずっと気になっていました。「歯並びが悪いと良い印象を受けない。自分も相手にそう見られているのではないか」と悩んでいたそうです。

治療はもちろん5か月以内で終了。何の問題もなく、矯正は順調に進みました。

ただ、最初の1か月は多少痛みがあったそうです。

インビザラインgoも歯を動かす治療ですから、慣れないうちは稀に軽い痛みが出ることもあります。でも、痛みがゼロの人も少なくないですし、個人差があります。

しかし、仮に痛みがあったとしてもごく軽度であり、ワイヤー矯正の痛みに比べれば全く気になりません。事実、患者さんから「痛い」という言葉は聞いたことがありません。

治療を終えたM・Mさんは「矯正治療にはとても満足しています。最近、仕事仲間などから『よく笑うようになった』と言われます。インビザラインｇｏに出会えて本当によかったと思っています」と話してくれました。

歯並びが整ったことで、自分に自信がついたという面もあるかもしれません。美しい歯並びと笑顔を手に入れたことで印象が変わり、営業職の仕事にも良い影響を与えているようです。

M・Mさん

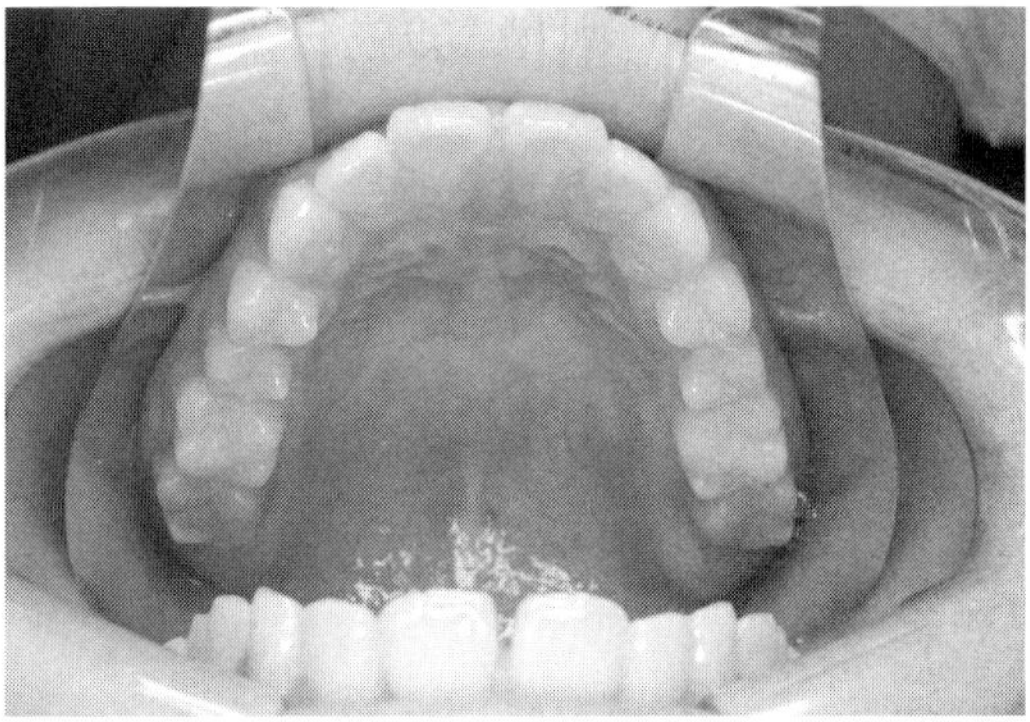

治療前

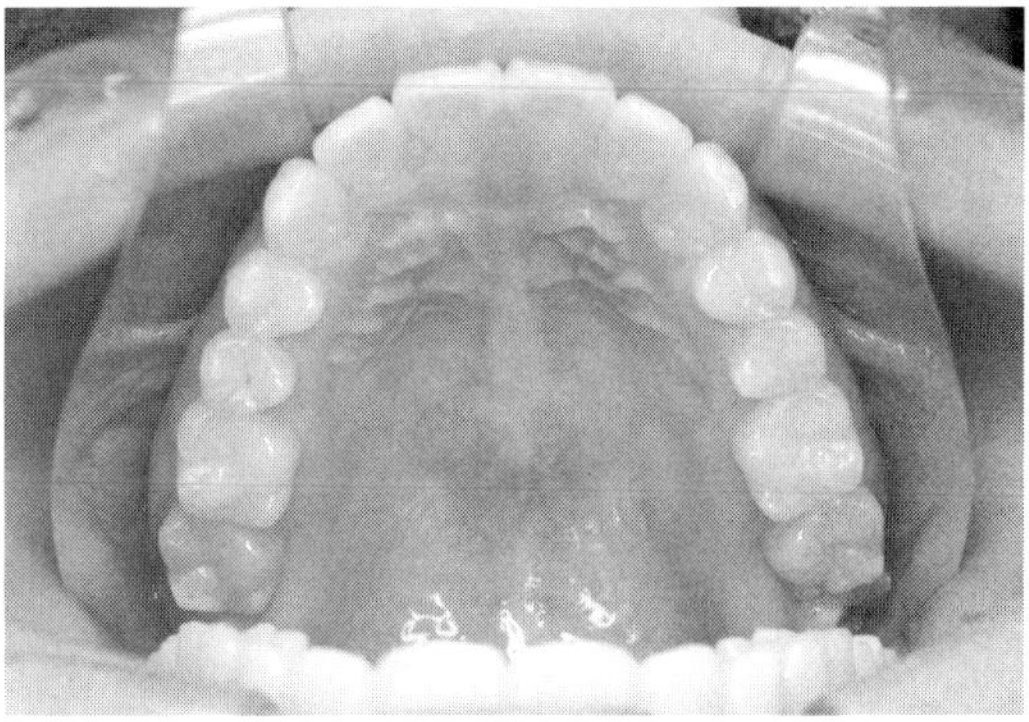

治療後

おわりに

本書を最後までお読みいただき、ありがとうございました。

矯正歯科治療の最先端について、知っていただくことができたのではないかと思います。

矯正治療のイメージががらりと変わったという方もいるのではないでしょうか。

インビザラインおよびインビザラインｇｏの登場以来、私たち歯科医師にとっても、矯正治療の進歩には驚きの連続です。

そして日々、この世界の奥の深さを感じ、経験を積み重ねるごとに新たな発見があります。

冒頭で述べたように、私はかつて東京都内で17年半ほど、マウスピース矯正も含む審美歯科治療を中心とした歯科クリニックを営んでいました。おかげさまで東京都内はもとより関東近県からも多くの患者さんに来院していただきました。

しかし、私自身が病に倒れるなどさまざまな事情があり、クリニックを閉めることになりました。その後、病も癒え、先輩などのご厚意でいくつかの歯科医院に勤務させていただきました。

その勤務先の一つが沖縄県那覇市にある、おくずみ歯科クリニックでした。人間の縁というのはどこでつながっているかわかりませんし、運命というのは不思議なものだとつくづく思います。

以来、私は東京から沖縄に本拠地を移し、2016年に沖縄で北谷歯科クリニックを開業することになったわけです。

沖縄にはもともと知人が多かったこともあり、いまではこの地に並々ならぬ愛着を持っています。

私の専門領域の一つが本書で紹介した矯正歯科治療です。東京などに比べると、沖縄では矯正治療へのニーズはまだ少なく、矯正を専門的に行っている歯科医院はそれほど多くはありません。

当クリニックでも歯科治療全体のなかで矯正の占める割合はわずか0・2%ほどです。

しかし、前述したように、日本人の歯並びに対する意識は年々高まっており、いまや歯並びの美しさは身だしなみの一つと考えられるようになりつつあります。

私はこの沖縄の地でも矯正歯科治療をもっと広めたいという願望を持っています。とくに、本書で紹介した最先端のマウスピース矯正であるインビザラインgoについては、その素晴らしさを沖縄はもちろん全国の多くの人に知ってほしいと思っています。

私がインビザラインおよびインビザラインgoによる矯正治療において師と仰ぐのは、アジアで5本の指に入る症例数を誇り、アライン・テクノロジー社のクリニカルファカルティを務めている松岡伸也先生です。インビザラインの治療においては日本の第一人者である歯科医師です。

前述したように、マウスピース矯正がうまくいくかどうかは、歯科医師の知識や経験に基づく〝腕〟にかかっています。

インビザラインｇｏによる矯正治療を行うにはライセンスが必要です。最近、インビザラインｇｏシステムで治療を行う歯科医師は徐々に増えつつあります。

しかし、すべてのドクターがその技術を十分に理解しマスターしているかというと、残念ながらＮＯと言わざるを得ません。

私自身もそれなりに経験を積んできましたが、まだインビザラインｇｏの〝実力〟を１００パーセント発揮できているわけではないと思います。

そのことを自覚しているので、私は日常診療のかたわら、寸暇を惜しんで最低でも月１回は学会やインビザラインｇｏの講習会に参加するようにしています。

日進月歩で進歩している治療なので、患者さんの選択肢を広げるためには、常に情報をアップデートしておく必要があるのです。新しい技術や知らない言葉が一つでもあると我慢できません。すべてを把握しておかないと気が済まないのです。

私だけではなく、当クリニックでは歯科衛生士にも毎月2人ずつ順番に、東京での歯科衛生士の講習会に参加させています。

一方、僭越ではありますが、私自身も講習会でインビザラインｇｏシステムの指導を行っています。少しでもインビザラインｇｏの普及に貢献できればいいと考えているからです。

私が本書を出版した最大の理由もそこにあります。

インビザラインｇｏという始まったばかりの最先端の矯正歯科治療について、ぜひ多くの方に知ってほしい。その思いから今回、重い筆を執りました。

本書の出版を機に、松岡先生はじめこの世界のトップランナーに学びながら、さらに技術を高めていきたいと決意を新たにしているところです。

繰り返しになりますが、インビザラインｇｏは「5か月以内で終わるマウスピース矯正」です。それほどの短期間で歯並びを整えることができるという点に、私は言いようのない凄さを感じています。

そして、この画期的な矯正歯科治療について、沖縄から全国へ向けてこれからも情報を発信し続けていきたいと考えています。

インビザラインｇｏは、日本の矯正歯科治療を劇的に変える可能性を秘めています。歯並びの悪さに独り悩みながら、費用や治療期間などから矯正治療への一歩を踏み出せずにいた方に、ぜひインビザラインｇｏの恩恵を享受していただきたいと思います。

そして、一人でも多くの方が美しい口元と輝く笑顔を取り戻してほしい。それが歯科医師としての私の大きな願いです。

２０２１年１月

北谷歯科クリニック院長　八木宏幸

歯《は》並《なら》び・かみ合《あ》わせはたった5か月《げつ》でこんなに変《か》わる!

2021年2月15日　初版第1刷

著　者 ———————— 八木宏幸《やぎひろゆき》
発行者 ———————— 松島一樹
発行所 ———————— 現代書林
〒162-0053　東京都新宿区原町3-61　桂ビル
TEL／代表　03(3205)8384
振替00140-7-42905
http://www.gendaishorin.co.jp/

ブックデザイン+DTP ———— 吉崎広明（ベルソグラフィック）
イラスト ———————— にしだきょうこ（ベルソグラフィック）
撮影 ———————— 五人組

印刷・製本　㈱シナノパブリッシングプレス
乱丁・落丁本はお取り替え致します。
定価はカバーに表示してあります。

ISBN978-4-7745-1878-7 C0047

北谷歯科クリニックの紹介

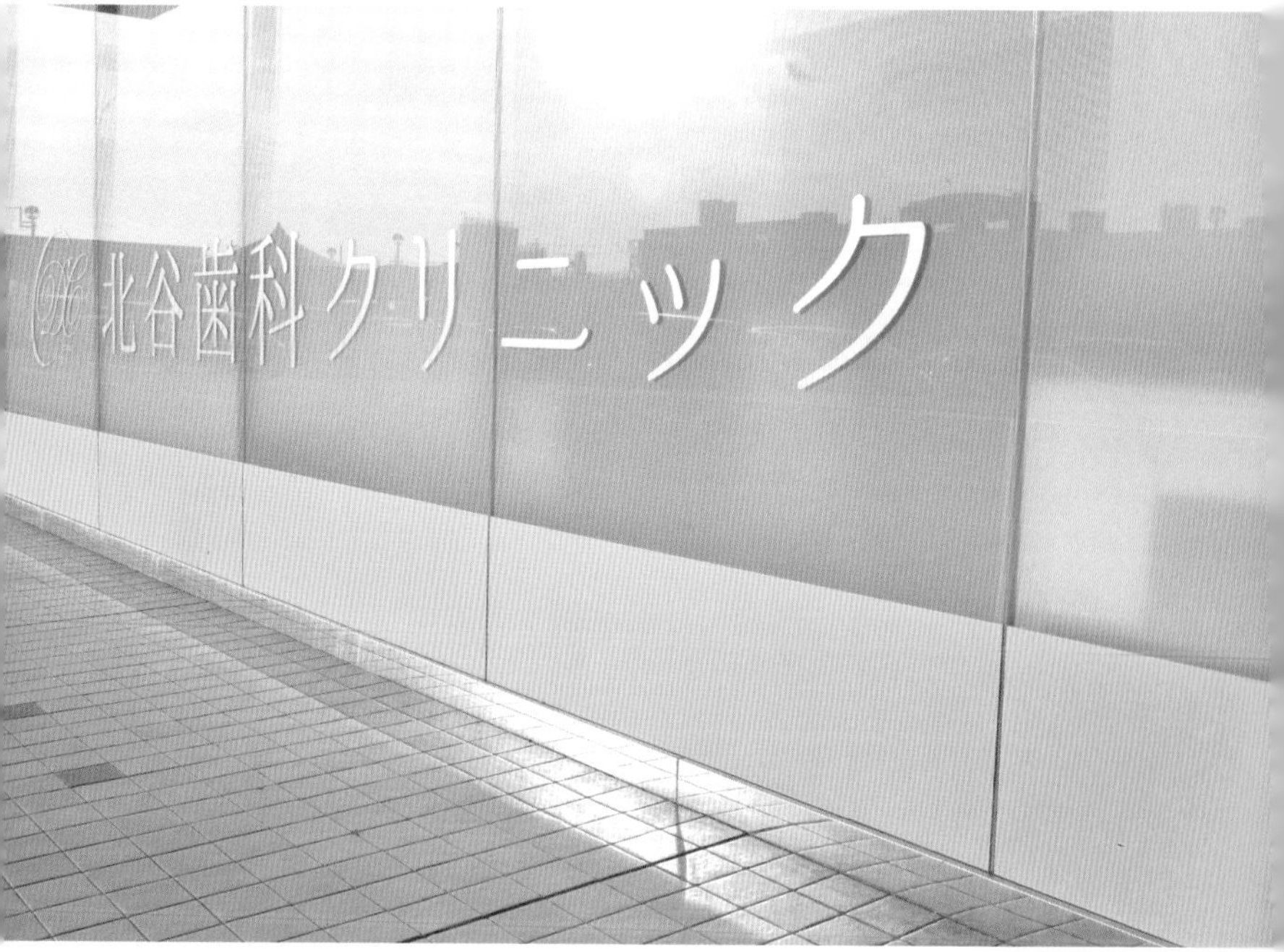

歯科医院は沖縄県北谷町サンエー北谷はまがわ店内に構えています。

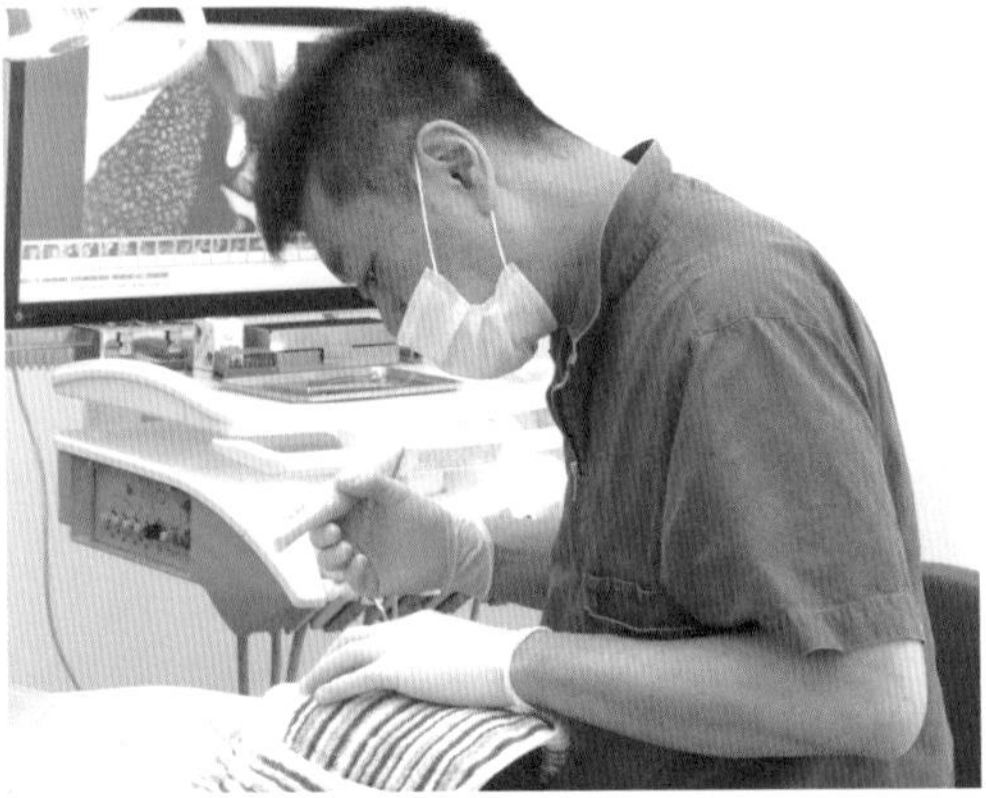

診療を行っている著者の八木宏幸先生。

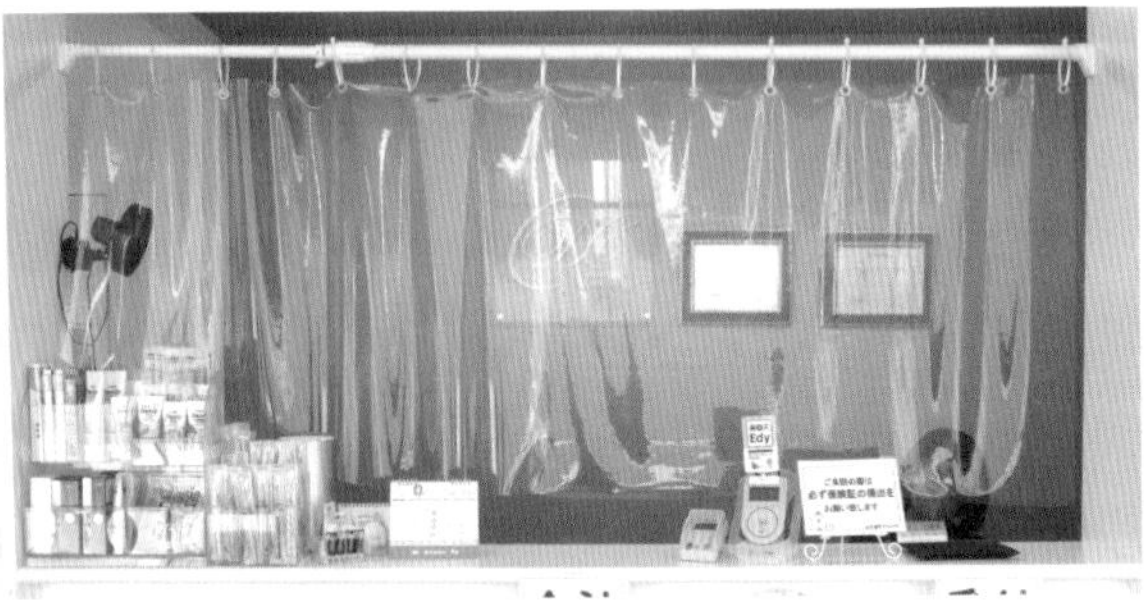

受付には患者さんに合わせた多くのメンテナンス商品を紹介しています。

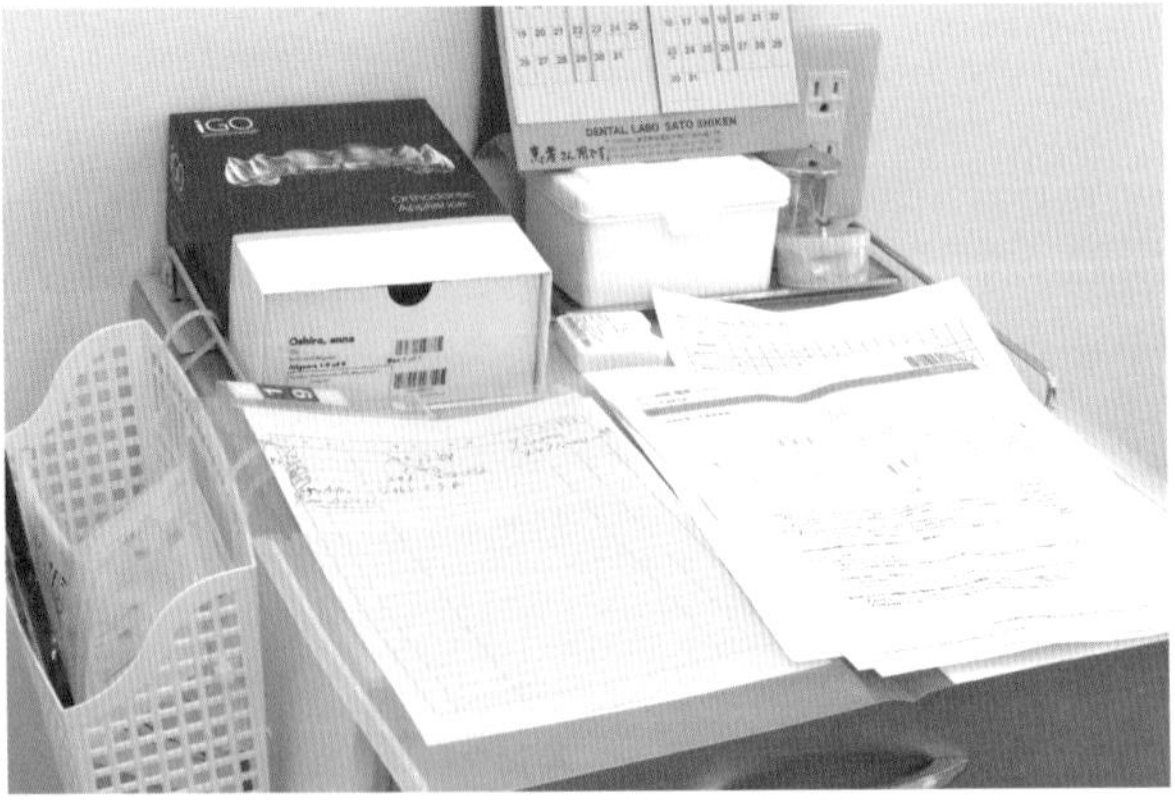

患者さんの歯、口腔内の状態をきめ細やかにチェックしています。

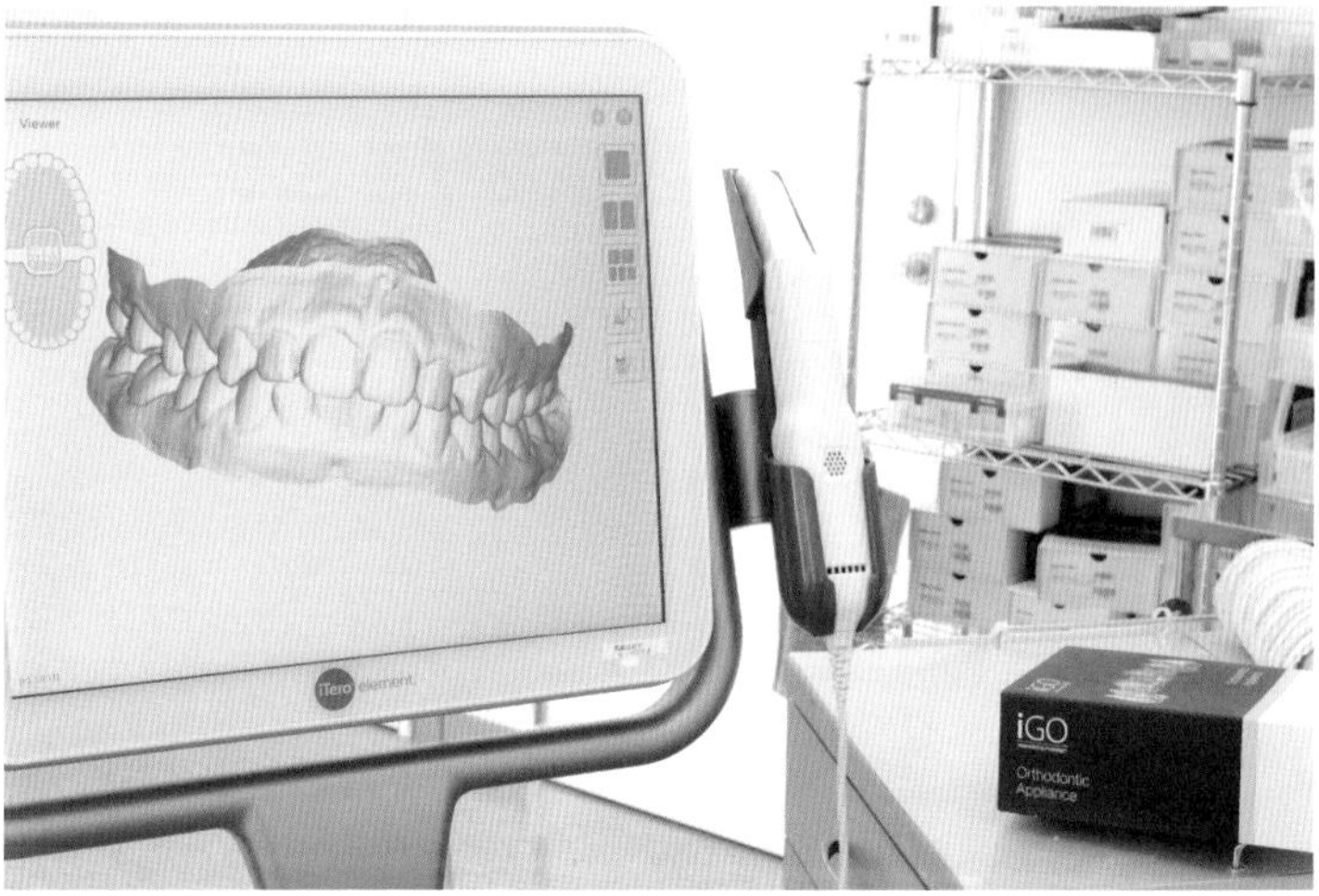

この矯正装置で患者さんに最適な治療法を導き出しています。

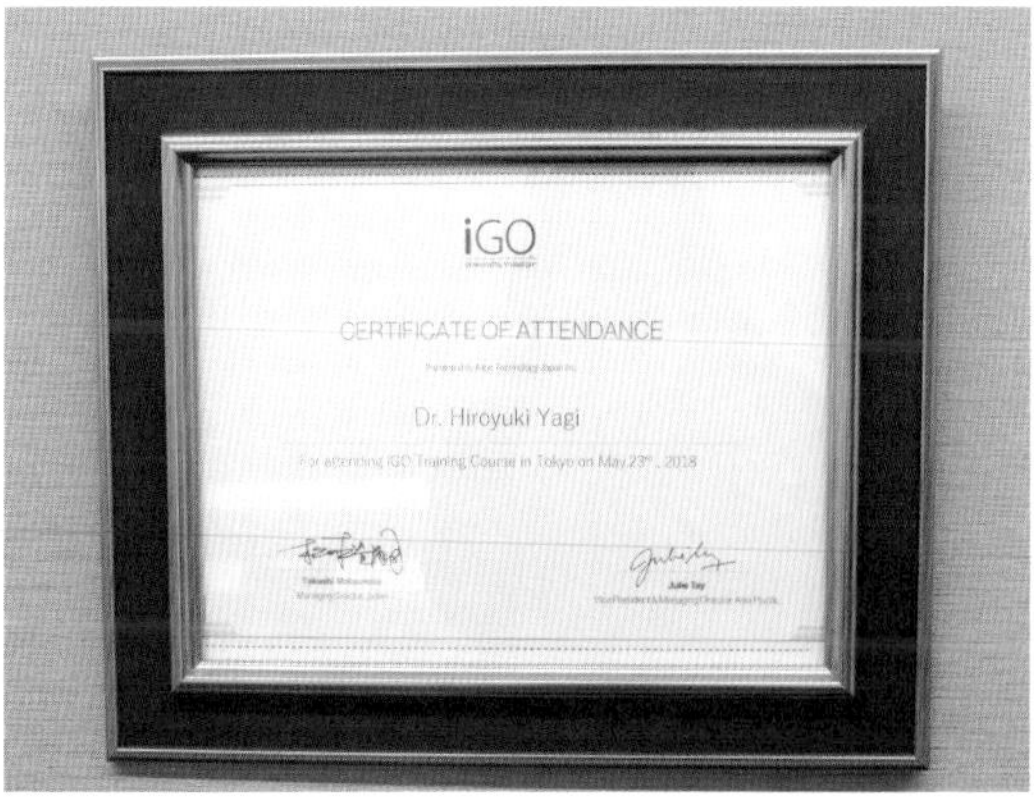

インビザラインgoの認定証

【症例1】　山入端ありささん

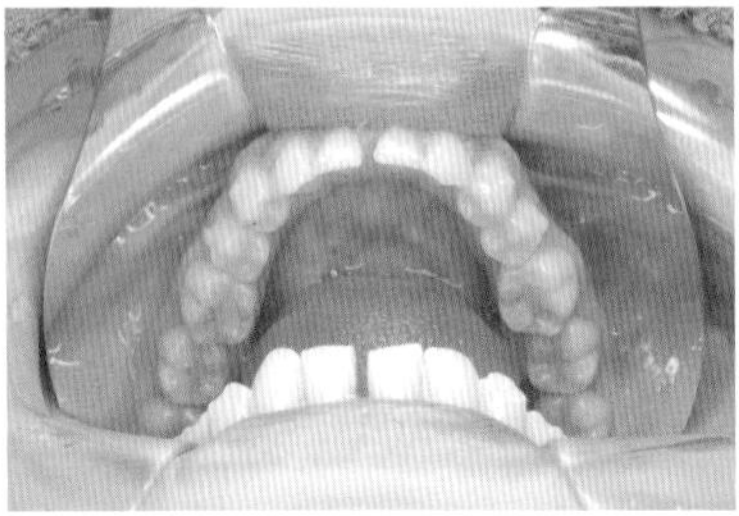

治療前

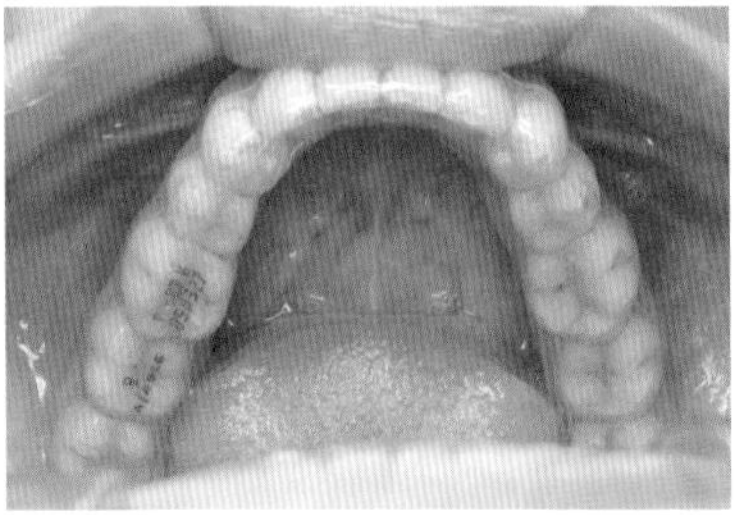

治療後

【症例2】　A・Kさん

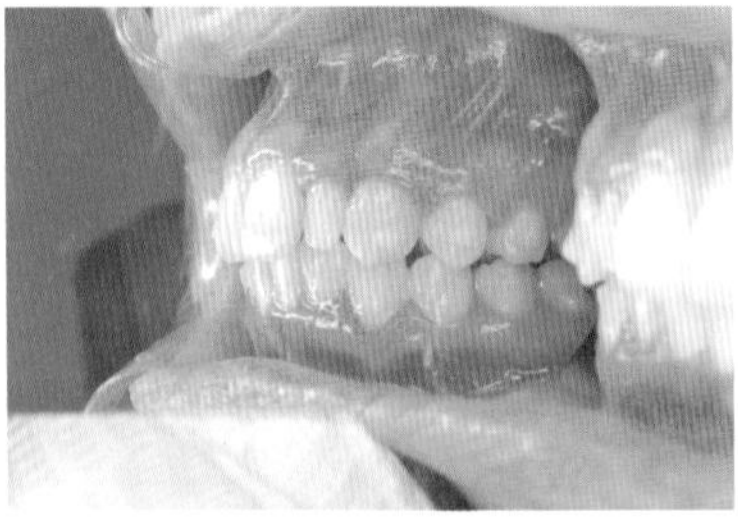

治療前

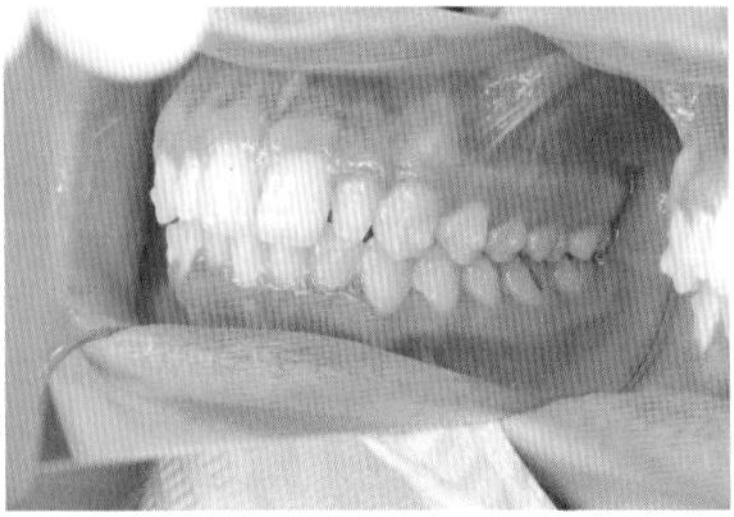

治療後

【症例3】 K・Kさん

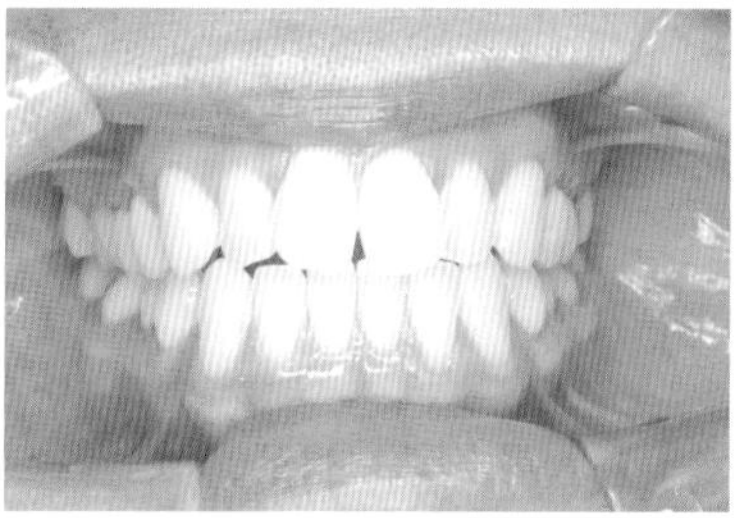

治療前

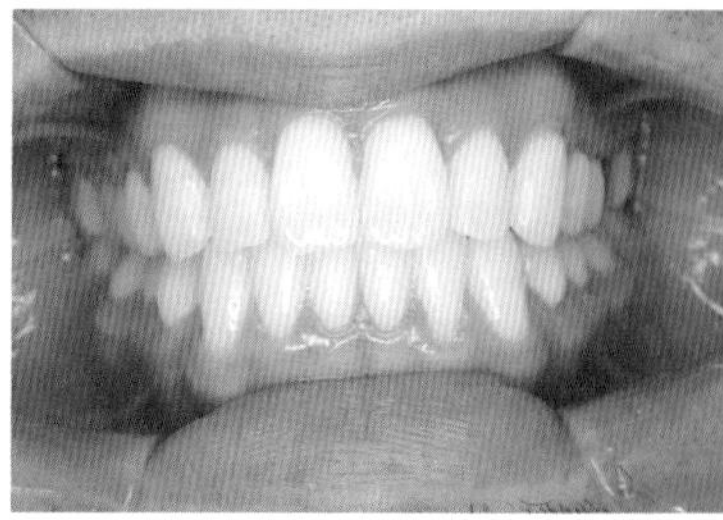

治療後

【症例4】 M・Mさん

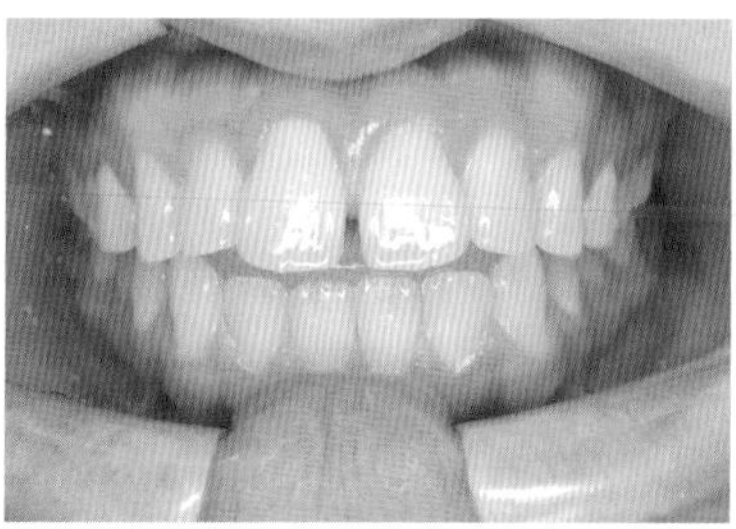

治療前

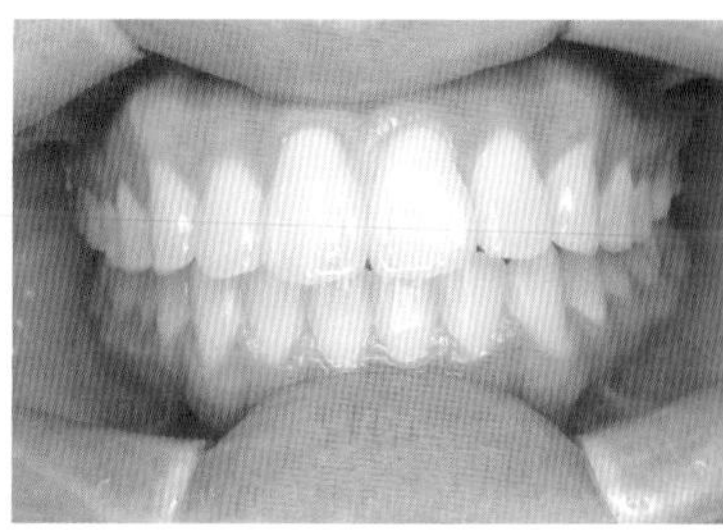

治療後

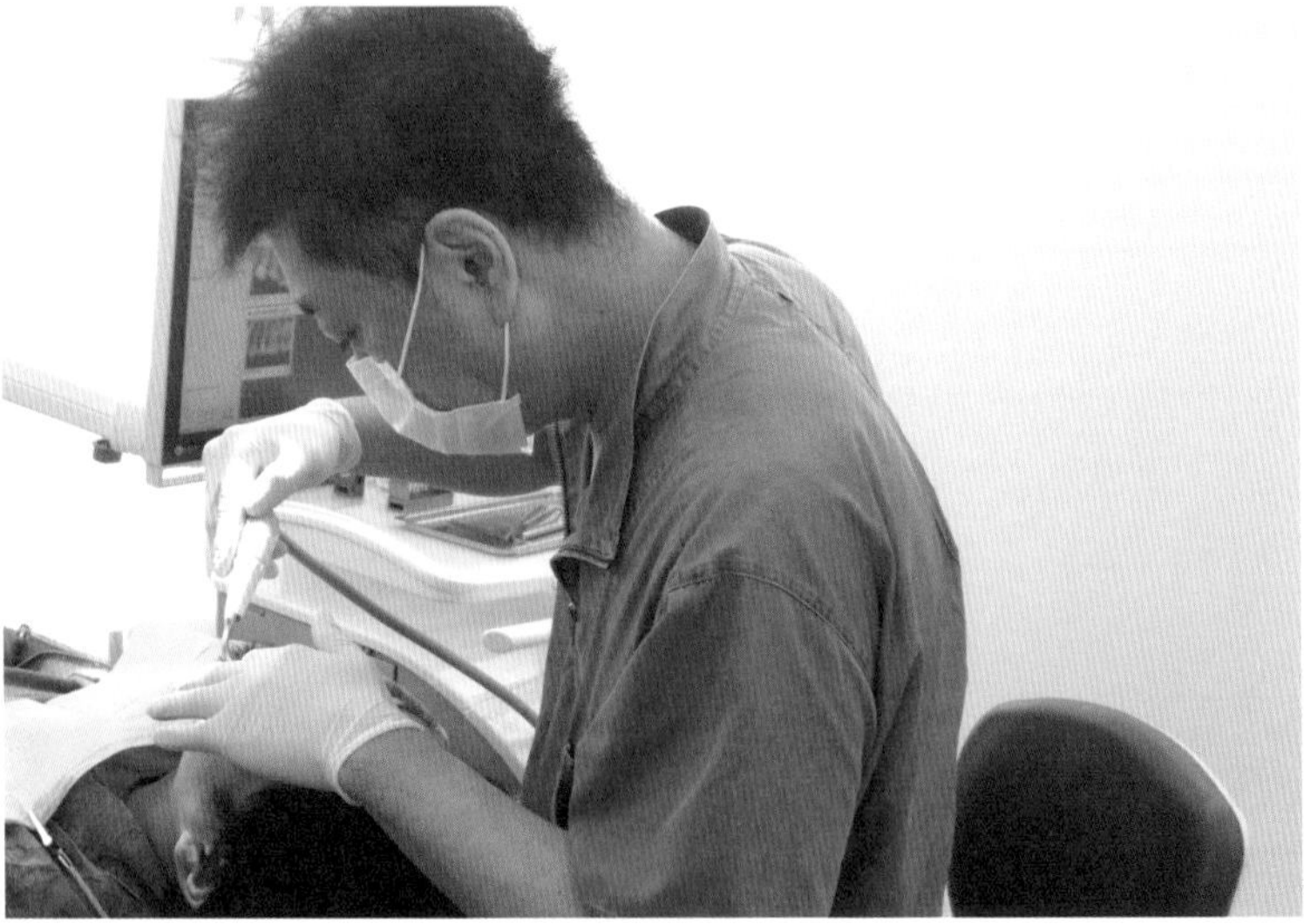

八木宏幸先生（インビザライン go 担当医）

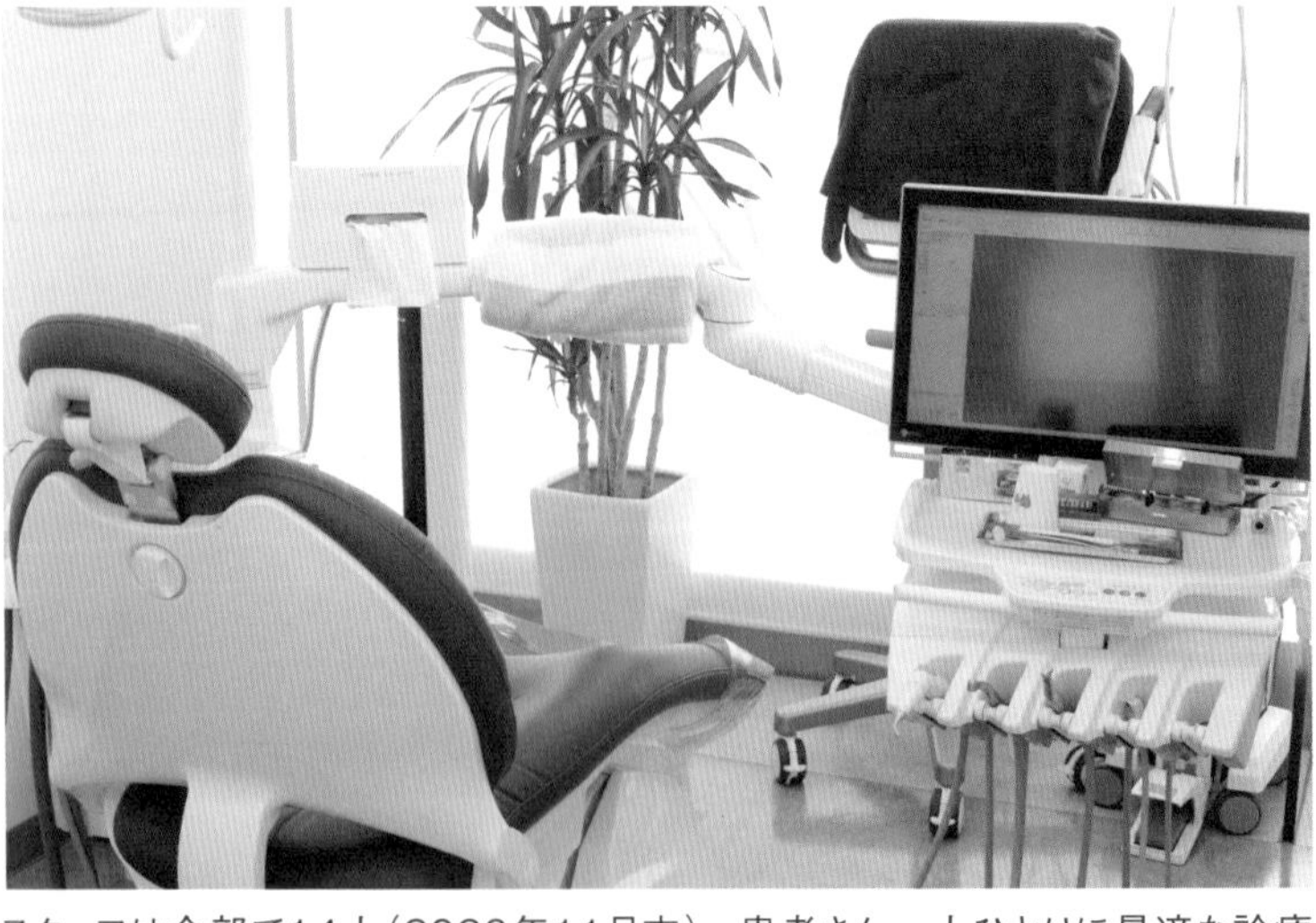

スタッフは全部で14人（2020年11月末）。患者さん一人ひとりに最適な診療を心掛け、全員全力で頑張っています。

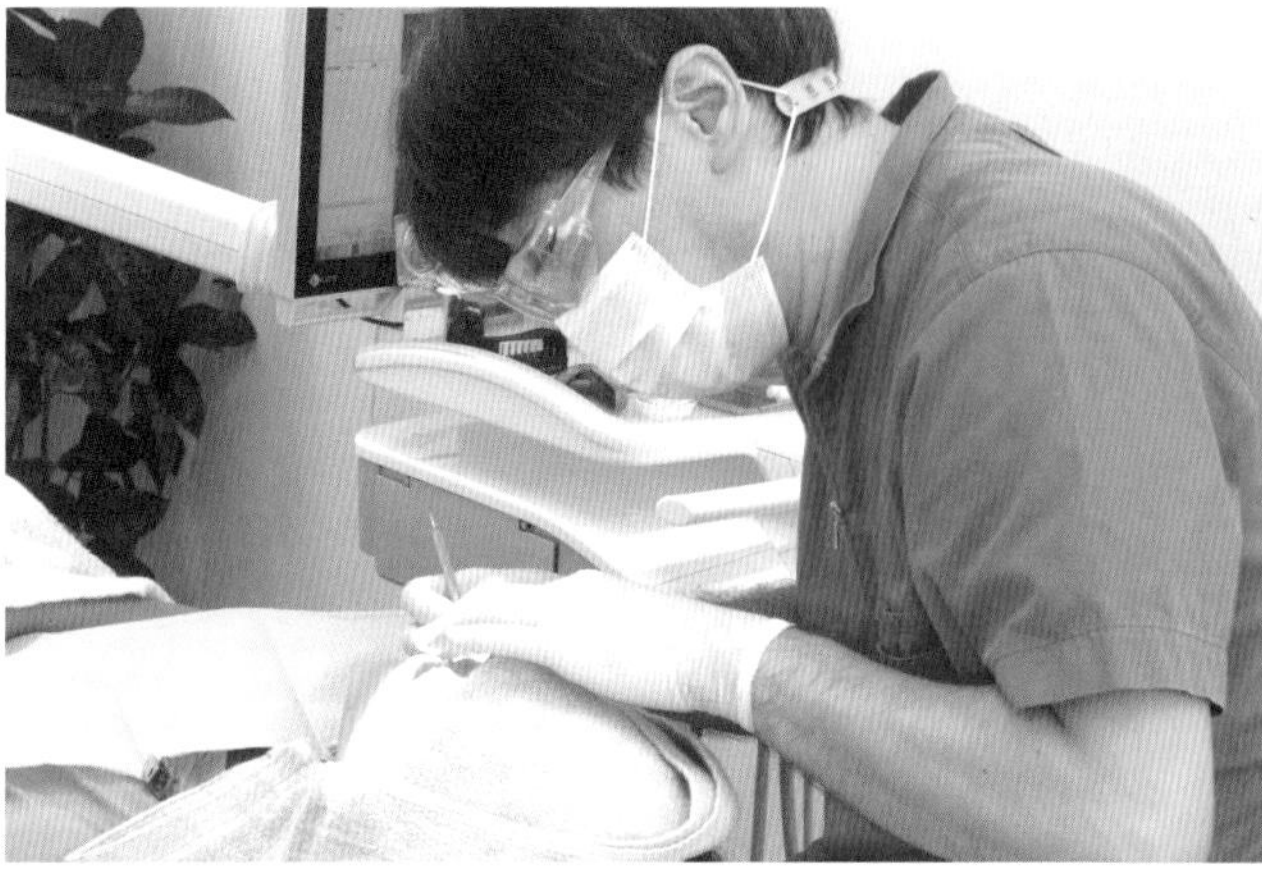

荒木可織先生（インビザライン担当医）

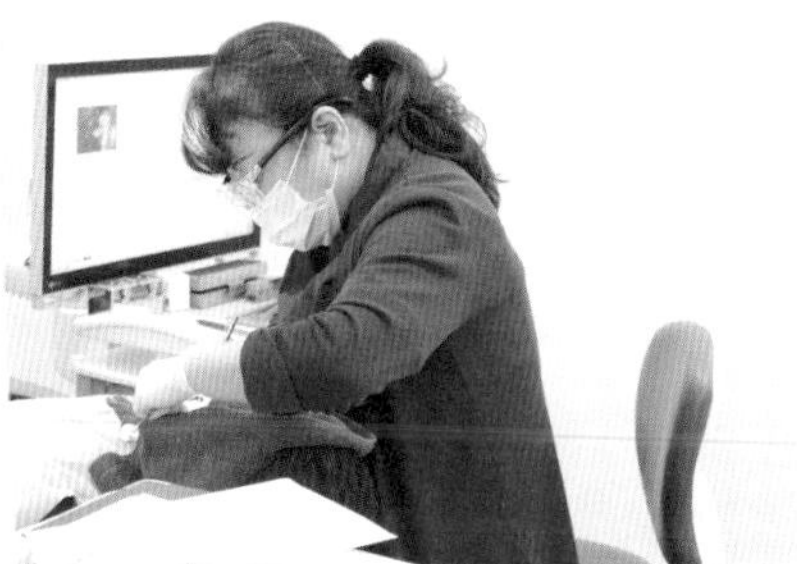

萩原歯科衛生士

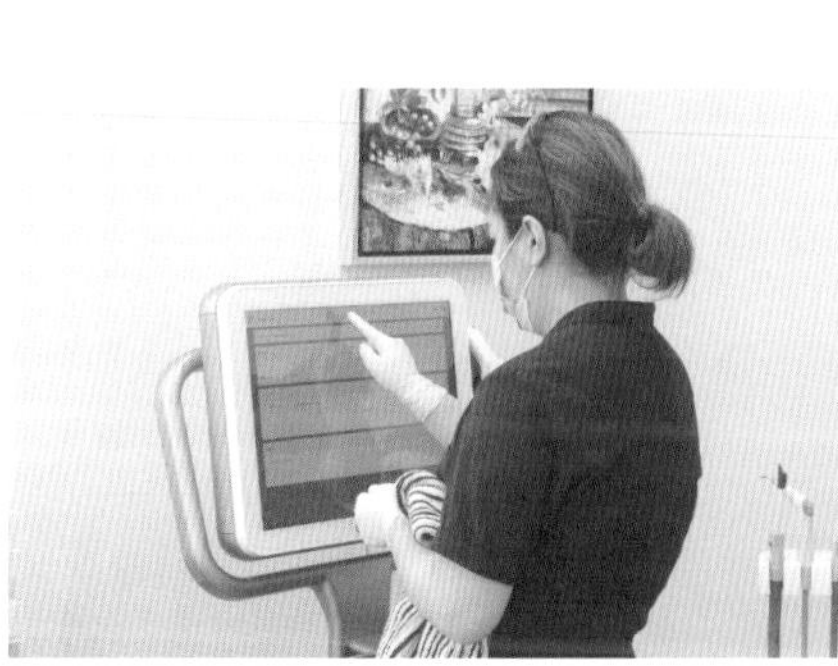

松田歯科衛生士

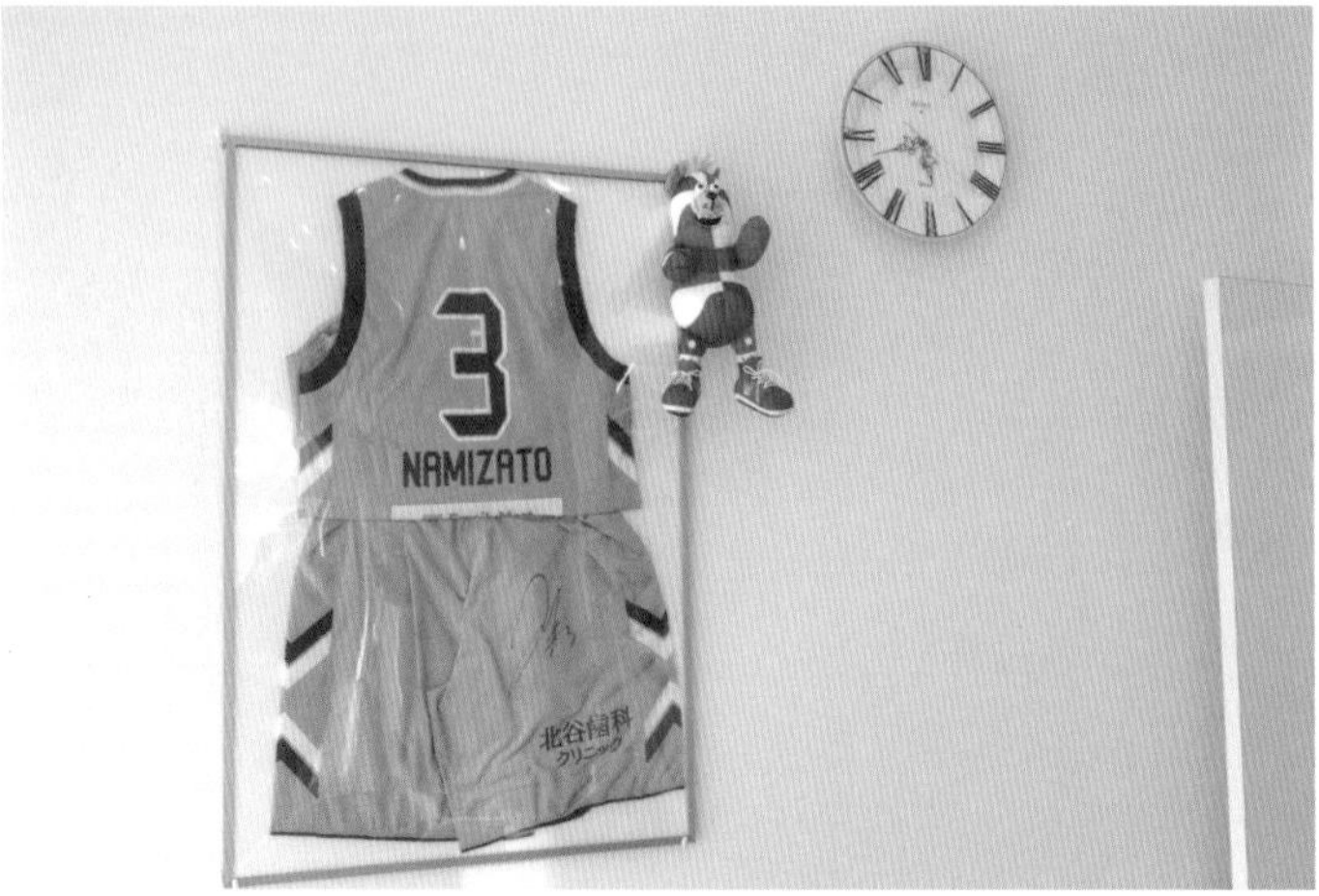

プロバスケットボールチーム（B リーグ）「琉球ゴールデンキングス」のスポンサーもしていて、地域活性に貢献しています。

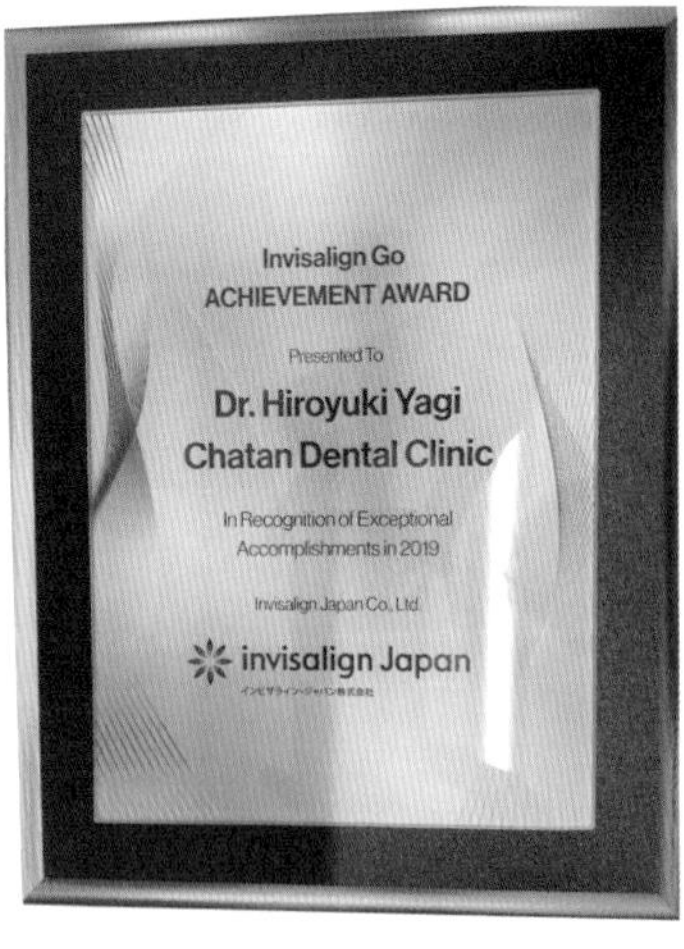

インビザライン・ジャパン株式会社からも表彰されました。